U0382564

中文翻译版

骨筋膜室综合征诊断及治疗

Compartment Syndrome：A Guide to Diagnosis and Management

主 编 〔美〕西里尔·莫弗里（Cyril Mauffrey）

〔美〕戴维·J. 黑克（David J. Hak）

〔美〕墨菲·P. 马丁Ⅲ（Murphy P. Martin Ⅲ）

主 译 赵劲民 苏 伟

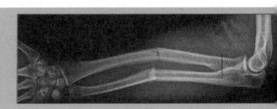

科学出版社

北 京

内 容 简 介

本书介绍了骨筋膜室综合征的发病机制。详细阐述了骨筋膜室压力的测量及局限性、上肢筋膜切开术、下肢骨筋膜室综合征、骨筋膜室切开术后创面的处理、足部骨筋膜室综合征、体位导致的骨筋膜室综合征、儿童急性骨筋膜室综合征、多发伤患者的骨筋膜室综合征、骨筋膜室综合征的特殊情况、医务人员常见的认识误区等，并引用了较多的临床病例研究，提出了诊断和预防骨筋膜室综合征的新方法。

本书适合骨科临床医师，以及临床外科医师、医学生等参考阅读。

图书在版编目（CIP）数据

骨筋膜室综合征诊断及治疗 /（美）西里尔·莫弗里（Cyril Mauffrey），（美）戴维·J. 黑克（David J. Hak），（美）墨菲·P. 马丁Ⅲ（Murphy P. Martin Ⅲ）主编；赵劲民，苏伟主译 . —北京：科学出版社，2021.11

书名原文：Compartment Syndrome: A Guide to Diagnosis and Management

ISBN 978-7-03-070303-3

Ⅰ.①骨…　Ⅱ.①西…　②戴…　③墨…　④赵…　⑤苏…　Ⅲ.①筋膜疾病－综合征－诊疗　Ⅳ.①R686.3

中国版本图书馆CIP数据核字（2021）第219564号

责任编辑：王海燕 / 责任校对：张　娟
责任印制：赵　博 / 封面设计：牛　君

科学出版社 出版

北京东黄城根北街 16 号
邮政编码：100717
http://www.sciencep.com

三河市春园印刷有限公司 印刷
科学出版社发行　各地新华书店经销

*

2021 年 11 月第　一　版　开本：787×1092　1/16
2021 年 11 月第一次印刷　印张：8
字数：165 000

定价：98.00 元
（如有印装质量问题，我社负责调换）

赵劲民　广西医科大学校长、二级教授、主任医师、博士研究生导师，享受国务院政府特殊津贴专家。

中国医师协会骨科医师分会副会长，中国医师协会住院医师规范化培训骨科专业委员会副主任委员，中国研究型医院学会骨科创新与转化专业委员会副主任委员，亚太重建显微外科联盟中国部副主席，广西医师协会会长，广西医学会骨科学分会主任委员。《中华显微外科杂志》编委会顾问，担任《中华创伤杂志》《中国骨与关节损伤杂志》及多家学术期刊编委。

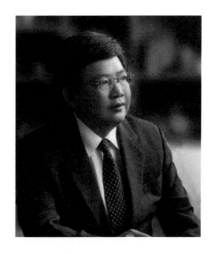

在显微外科技术基础研究及临床应用、3D 打印数字骨科、骨与软组织再生修复方面有很深的造诣。

　　苏伟　主任医师，博士研究生导师，广西医科大学第一附属医院创伤骨科、手外科副主任。现任中华医学会创伤学分会委员，广西医学会创伤学分会主任委员，AO创伤广西委员会主任委员，广西医学会骨科学分会副主任委员，广西医师协会骨科医师分会副主任委员，《中华创伤杂志》（英文版）编委，《广西医科大学学报》常务编委等。

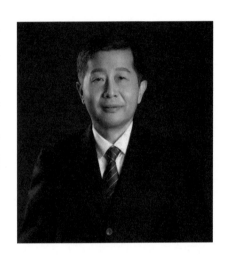

译者名单

主　译　赵劲民　苏　伟

副主译　程建文　王洪涛　黄　钊　廖　亮　许国杰

译　者（按姓氏笔画排序）

王洪涛　关升升　许运德　许国杰　苏　伟

李俊锋　李康路　陈丁泉　郑明军　郑钧键

郑铁军　赵劲民　莫李川　凌　赫　黄　钊

覃家港　程　洪　程建文　廖　亮

主编简介

Cyril Mauffrey

医学博士、美国外科医师学会会员、皇家外科医师学会会员，丹佛健康医疗中心骨外科教授、骨外科服务部主任

David J. Hak

医学博士、工商管理学硕士、美国外科医师学会会员，佛罗里达中部地区医院休斯顿创伤骨科教授

Murphy P.Martin Ⅲ

医学博士，新奥尔良杜兰大学医学院骨科助理教授

编者名单

Amiethab Aiyer

Derek Ball

Jennifer L. Bruggers

Salih Colakoglu

Charles M. Court-Brown

Andrew D. Duckworth

Joshua L. Gary

Peter V. Giannoudis

David J. Hak

Sascha Halvachizadeh

Edward J. Harvey

Vasilios G. Igoumenou

Kyros Ipaktchi

Kai Oliver Jensen

Alan J. Johnstone

Anish R. Kadakia

Jonathan Kaplan

Zinon T. Kokkalis

Christopher Lee

Carol A. Lin

Milton T. M. Little

Julian G. Lugo-Pico

Douglas W. Lundy

Michael Maher

Cyril Mauffrey

Andreas F. Mavrogenis

Margaret M. McQueen

Geraldine Merle

Robert V. O'Toole

Ioannis V. Papachristos

Hans-Christoph Pape

Joshua A. Parry

Andrew H. Schmidt

Cody M.Tillinghast

Mark S. Vrahas

Jessica Wingfield

致谢

感谢资助机构北美 AO 组织的支持。

译者前言

骨筋膜室综合征是由于各种原因致骨和筋膜封闭的区域压力升高，进而使该区域内组织微循环灌注不足，引起以神经和肌肉急性严重缺血为特征的一种疾病。建筑业的高速发展、交通运输的广泛应用、人口的大量增长及人口老龄化的加重等因素，使得骨筋膜室综合征的发病率逐年升高。由于骨筋膜室综合征严重的临床后果，因此只有及早诊断和处理才能避免其进一步发展，否则将会发生灾难性的残疾、截肢甚至死亡，严重影响患者的生活及生命安全，对个人、家庭甚至社会都会造成很大的损失。这使得推动骨筋膜室综合征的预防与诊疗显得尤为重要。

作为临床医师，在诊治工作中我们经常会面对骨筋膜室综合征病例的漏诊、延迟诊断及其带来的严重并发症等棘手问题。我们注意到国内目前尚无有关骨筋膜室综合征的专著，因此当我们阅读这本书时，不禁被其详尽的知识与科学的循证依据所吸引，因此下定决心组织翻译这本专著。这本书所涵盖的骨筋膜室综合征的病理生理机制、诊断、治疗策略及预防管理等内容能让读者更全面地了解该疾病，推动骨筋膜室综合征标准化诊疗的发展，有助于提升各级临床医师对骨筋膜室综合征的诊断及治疗水平，更大程度地减少误诊、漏诊率，从而降低骨筋膜室综合征对患者及社会造成的损失。

在本书翻译出版过程中，得到众多对此病感兴趣的参与者的支持与帮助，译者多为临床一线的工作者，大家在繁忙的临床工作中抽出宝贵的时间完成了本书的翻译工作，在此向所有参与本译著出版的朋友和同事表示衷心的感谢。同时，感谢关升升医师（Bay Area Foot and Ankle Medical Clinic）在翻译和校对工作中所提供的帮助和支持。

最后，期望本译著的出版能促进我国骨筋膜室综合征的诊断、治疗、预防、管理的发展，帮助广大患者早确诊、早治疗，减少并发症。由于本译著翻译时间紧，且译者翻译水平有限，本译著难免存在不尽如人意之处，诚恳广大读者和同行对本书的不足之处予以批评指正，以便再版时及时修改，使之日臻完善。

赵劲民　苏　伟

　　尽管骨筋膜室综合征的发病率相对较高，多数伤员预后也不尽如人意，但对骨筋膜室综合征的研究和了解较少。虽然骨筋膜室综合征的病理生理学机制已经比较清楚，但明确的诊断有时几乎是不可能的。症状出现的时间，以及疼痛程度、症状、体征和筋膜室内微观变化之间的关系仍然是一个谜。本书出版的目的是回顾总结这种情况，以回答与骨筋膜室综合征相关的问题。我们汇集了一批该领域的专家，提供了一系列易于下载和访问的章节。本书涵盖了诊断、治疗和结局的各种主题。我们在每一章使用相同的格式，以增强读者的体验感。我们希望广大读者会喜欢并且学习它。开放版权的形式可以使低收入和中等收入国家的外科医生能够获得这些资料，因为在这些国家，外科医生并不总是有渠道来获取他们所需要的资料。

　　我们将这本书献给辛勤工作的医生和同事，没有他们，我们的日常工作就不会像现在这样令人满意。

Cyril Mauffrey

于美国科罗拉多州丹佛

David J. Hak

于美国佛罗里达州桑福德

Murphy P. Martin Ⅲ

于美国路易斯安那州新奥尔良

目　　录

第1章 骨科医生的诊断困惑

Michael Maher and Cyril Mauffrey

一、背景

1. 骨筋膜室综合征会导致严重的远期并发症。

2. 常用的治疗方法是具有侵入性的，并且有其自身的风险。

3. 骨筋膜室综合征的临床表现是多种多样的。

4. 骨筋膜室综合征的诊断在很大程度上依赖临床表现。

5. 压力监测可以作为诊断不明确时的补充依据。

骨筋膜室综合征的诊断和处理是临床医生面临的一个难题。一个主要的原因就是，如果骨筋膜室综合征得不到有效治疗，可能会导致灾难性后果。骨筋膜室综合征可导致筋膜室内缺血，最终导致筋膜室内的组织坏死。骨筋膜室综合征的后遗症包括功能丧失、关节挛缩、肢体畸形和痛性神经病变。如果这些后遗症持续存在，患者的生活质量将会明显下降。正因如此，骨筋膜室综合征的及时诊断和治疗成为骨科培训的重点。然而，在临床实践中依然存在有分歧的地方。O'Toole 等研究表明，骨科医生对骨筋膜室的认识差异很大，甚至创伤中心的创伤骨科专家也是如此。取决于出诊的外科医生的诊疗水平，胫骨骨折所致骨筋膜室综合征的诊断率在 2% ~ 24%。这表明对骨筋膜室综合征的诊断还缺乏共识。

骨筋膜室综合征漏诊的结果很严重，即使延误诊断几个小时也会产生严重后果。如果接诊的外科医生正确诊断出骨筋膜室综合征，却延迟行筋膜松解术，这时患者将面临感染甚至危及生命的并发症（complication）。Sheridan 和 Matsen 报道延迟 12 小时筋膜切开后的感染率为 46%，截肢率为 21%。在延迟治疗的患者中，最后一次随访时只有 2% 的患者肢体功能正常；而在早期接受治疗的患者中，这一比例为 68%。严重肌肉坏死后缺血再灌注损伤可能进一步增加全身反应。随着肌肉坏死的进展和再灌注的出现，肌红蛋白被释放到血液循环中，进一步导致肌红蛋白尿、代谢性酸中毒和高钾血症，这可能会导致肾衰竭、休克和心脏事件的发生。虽然筋膜切开减压术是治疗急性骨筋膜室综合征的正确方法，但临床医生必须意识到延迟手术的风险。

急性骨筋膜室综合征除漏诊或延迟治疗会产生严重后果外，即使在采用了正确的技术并及时进行治疗，患者也可能面临一系列并发症。Fitzgerald 等对筋膜切开术的远期预后进行了回顾性研究，但随访结果并不完全是满意的。对 164 例患者历时 8 年的随访结果显示，各种并发症的占比如下：疼痛（10%）、感觉改变（77%）、皮肤干燥（40%）、瘙痒（33%）、颜色改变（30%）、肿胀（13%）和肌疝（23%）。肢体瘢痕导致患者需要遮盖肢体（23%），改变爱好（28%），甚至改变职业（12%）。筋膜切开部位也可能要求患者多次尝试伤口闭合或植皮术。在手术处理骨折的情况下，筋膜切开术切口的选择可能会使手术入路复杂化，并增加感染和骨折部位不愈合的风险。

除了要考虑骨筋膜室综合征的发病率、并发症、时间和压力等，骨筋膜室综合征很少能明确诊断。患者可能会在典型损伤后表现出典型的症状，但他们可能会出现一系列阳性和阴性的表现。急性骨筋膜室综合征是一种依靠临床特征来进行诊断的疾病，其诊断难题是一直存在的。急性骨筋膜室综合征的典型体征和症状常列为 5 个或 6 个 "P"，包括疼痛（pain）、肿胀（pressure）、无脉搏（pulselessness）、麻痹（paralysis）、感觉异常（paresthesia）和苍白（pallor）等变化。最早对骨筋膜室综合征的诊断始于 Volkmann 对上肢缺血性挛缩的描述，随后是 Seddon 对下肢缺血的描述。然而，在描述诊断骨筋膜室综合征的 "P" 症状时，Seddon 在他回顾的病例中指出，超过 50% 的病例没有出现 "P" 症状，其原因可能是这些诊断结果可能无法及时获得。与原发伤病不对称的疼痛或被动牵拉痛可能是骨筋膜室综合征的早期诊断指标，但在患者神志不清或神经功能缺损的情况下，依靠此临床症状进行诊断是不可靠的。其他体征，如苍白或麻痹，可能会出现得较晚，甚至在诊断时没有参考价值。

当骨筋膜室内的压力等于或大于组织灌注压时，便导致了骨筋膜室综合征。通常很难具体说明何时达到这一阈值，但我们确实知道临床医生在这一点上只有有限的时间。这个阈值和不可逆损伤发生前的时间一直是研究的焦点。通过使用动物模型，以及对室内压、组织形态学、氧合作用和磁共振波谱的观察，已经明确了室内压和血压之间的关系。Heckman 等的一项研究表明，通过诱导筋膜室内压力升高 8 小时，证实骨骼肌可出现完全不可逆转的缺血性坏死。如果进行早期干预，可能会出现不同程度的恢复。缺血开始出现的压力阈值很难预测，因为它可能与创伤性事件同时发生，也可能是不知不觉发生的。McQueen 等报道了 13 例骨筋膜室综合征在固定处理后 7 小时进行一般治疗，并持续监测，发现到术后 24 小时才延迟发病。据报道，有的迟发性骨筋膜室综合征直到创伤发生后 4 天才被确诊。

导致骨筋膜室综合征诊断难度增加的另一个因素是在其发病之前的多种损伤和所处的环境。闭合性胫骨干骨折是下肢急性骨筋膜室综合征的典型病因。然而，骨筋膜室综合征可能会在多种情况下发生。可能的病因包括开放性和闭合性骨折、血管损伤、烧伤、静脉输液渗漏、挫伤、凝血功能障碍、敷料包扎过紧、手术时患者的体位、药物过量或动物咬伤。因此，临床医生不能依赖特定的临床表现来排除骨筋膜室综合征。如McQueen 等所描述的一系列急性筋膜室综合征最常见的原因是骨折（69%），其次是软组织损伤，但没有骨折（23.2%）。最常见的骨折部位是胫骨骨干（36%）和桡骨远端（9.8%）。

骨筋膜室综合征的发生，对患者和临床医生来说都是一种负担。骨筋膜室综合征具有高发病率、需要侵入性治疗、留给医生的诊治时间窗短及临床表现多样性等特征。因此人们也意识到骨筋膜室综合征及其后遗症是大量医疗诉讼的来源。接受医疗事故索赔或诉讼的前景令人堪忧，对于不了解医疗法律程序的医生来说，这可能会在时间、精力、金钱和情感上造成巨大的负担。骨科是一个医生遇到医疗索赔风险相对较高的医学专业。考虑到患者的高发病率，判给原告或和解协议的赔偿金可能会很高。一项国家数据库对涉及骨筋膜室综合征的诉讼的调查发现，庭外和解的平均赔偿金超过 100 万美元，原告的平均判决赔偿金超过 200 万美元。Bhattacharyya 和 Vrahas 对涉及骨筋膜室综合征的索赔案件进行了回顾，发现解决索赔的平均时间为 5.5 年。

二、推荐

骨筋膜室综合征的诊断在很大程度上是基于临床评估、病史和体格检查。了解有关损伤机制的病史，可能对识别增加软组织损伤风险的因素有一定的帮助，如挤压伤或高能量创伤。病史也可能包括其他医学风险因素，如凝血疾病或输液损伤。检查结果通常集中在是否存在疼痛、高度肿胀、无脉搏、麻痹、感觉异常和苍白。如果这些临床表现出现在特定骨筋膜室，则具有特别的指导意义。相比骨筋膜室的韧性特点，其弹性特点对人体是有利的，因为它不需要患者的意识或合作。值得注意的是，急性骨筋膜室综合征并不是一个静态过程，不能根据单一评估完全排除疑似病例。相反，通常建议每间隔 1～2 小时进行 1 次系统的检查，以确保任何变化都可以及时发现和处理。

在临床诊断不明确的情况下，筋膜室内压力测量是一个实用的方法。压力监测装置有多种，包括裂隙导管、带芯导管、输液器和侧口针装置。市面上可买到的侧口针装置可测量多个筋膜室且使用方便，因此广受欢迎。由于缺血程度的进展取决于筋膜室内压和灌注压之间的差异，因此室内压的危险阈值通常被用于与舒张压比较。这种压力差通常被描述为 ΔP，在犬类模型中临界压力在 20mmHg 以内的舒张压会导致肌肉组织筋膜室内压力出现永久性损害。在一项前瞻性研究中，McQueen 和 Court-Brown 观察了 116名胫骨骨干骨折患者，他们接受了 24 小时持续的胫前筋膜室压力监测。他们注意到，许多患者的绝对压力高达 50mmHg，但只有 3 例患者符合 $\Delta P < 30mmHg$ 的筋膜切开阈值标准。没有发现其他患者出现骨筋膜室综合征，因此 $\Delta P < 30mmHg$ 作为手术干预的阈值在临床上被广泛接受。

三、局限性和缺陷

虽然临床表现对于急性骨筋膜室综合征的诊断很重要，但个别临床症状的预测价值很低。在涉及 132 例骨筋膜室综合征患者的 4 项前瞻性研究的分析中发现，疼痛、感觉异常和麻痹等单个临床症状的阳性预测值很低，仅为 $11\% \sim 15\%$，但具有多个临床症状确实可增加诊断成功的可能性。然而，临床症状的阴性预测值高达 98%。因此，依靠存在个别临床症状来诊断骨筋膜室综合征，还不如依靠指出这些症状缺失来帮助排除骨筋膜室综合征。

不推荐在可能会发生骨筋膜室综合征的部位使用局部神经阻滞、硬膜外麻醉或局部麻醉。局部麻醉药可能会掩盖筋膜室压力增高引起的疼痛，甚至会误导临床医生认为是神经系统症状。此外，硬膜外麻醉可能会增加骨筋膜室综合征的风险，因为交感神经阻滞会增加局部血流量，并可能加剧筋膜室内压力的上升。

在诊断骨筋膜室综合征时临床表现不一定可靠，但是筋膜室压力监测在评估可能发生的骨筋膜室综合征时是有用的。在这些病例中，$\Delta P < 30mmHg$ 表明可能需要进行筋膜切开术。然而，筋膜室压力监测并不适用于所有的临床场景。正如 Heckman 等所证明的那样，在距离骨折部位几厘米远的地方测量筋膜室压力会产生不可靠的结果。一项研究持续观察了 48 名胫骨骨干骨折的患者，这些患者没有被怀疑发展为骨筋膜室综合征，他们接受了小腿 4 个筋膜室压力的测量。以 $\Delta P < 30mmHg$ 为标准阈值，假阳性率为 35%。因此，依靠单筋膜室压力作为手术干预的唯一标准将导致不必要的手术和并发症。这就强调了临床观察和判断的必要性，从而为正确诊断骨筋膜室综合征提供证据。

四、展望

骨筋膜室综合征诊断的未来改进目标将集中在提高诊断的准确性、速度和简便性上。目前的情况是诊断骨筋膜室综合征要根据临床经验和平时的培训做出临床判断。虽然压力监测可以提供更客观的临床依据，但它是一种依赖性技术，对肢体缺血性变化的阈值反映有限。其他更好的预测和测量筋膜室内压力的方法可能会提高医生诊断和治疗骨筋膜室综合征的能力。

关键信息

对任何临床医生来说，疑似骨筋膜室综合征的诊断和处理都是难题。即使经过最仔细和完整的评估，后期发病的风险也是存在的。医生不仅要高度警惕高能量创伤和挤压伤，在患者肢体出现压力异常和疼痛迹象的情况下也要怀疑是否发生骨筋膜室综合征。筋膜室压力监测是一种有用的辅助手段，但外科医生应该考虑是否仅以单一的压力测量为基础进行治疗。临床判断和密切监测是医生治疗疑似骨筋膜室综合征患者的最佳手段。

（李俊锋　王洪涛　译　赵劲民　校）

第2章 骨筋膜室综合征的相关法律问题

Milton T. M. Little, Carol A. Lin, and Mark S. Vrahas

目的

- 了解医疗事故（medical negligence）与骨科手术之间的关系
- 认识骨筋膜室综合征漏诊后的法医学含义
- 了解导致急性骨筋膜室综合征赔付的因素
- 讨论如何避免骨筋膜室综合征相关诉讼的方法

一、引言

急性骨筋膜室综合征是为数不多需要紧急评估和干预的骨科急症之一。漏诊骨筋膜室综合征（missed compartment syndrome）可造成截肢、肾衰竭、脓毒症，甚至死亡等严重并发症和后遗症。因此，对患者进行早期评估对于充分的护理和治疗显得至关重要。本章将讨论骨筋膜室综合征及其相关并发症治疗的法医学范畴。对于急性骨筋膜室综合征案例，很少有骨科项目研究，评估其导致医疗事故索赔和赔偿金的相关原因和因素。因此，彻底审查现有的数据，并为治疗这些复杂的患者提供指导意见是必不可少的一项工作。

本章的目的如下。

1. 了解医疗事故索赔与骨科手术之间的关系。

2. 认识骨筋膜室综合征漏诊后的医学法律意义。

3. 了解导致医疗事故索赔和赔偿的因素。

4. 研发一种患者评估方法，以降低发生骨筋膜室综合征漏诊的风险，避免与骨筋膜室综合征相关的诉讼。

二、骨科的医疗事故

7.6% 的医生在其行医生涯中曾因医疗事故而被指控，而 1.6% 的医生曾被提起医疗赔偿诉讼。骨科手术是每年面临医疗事故索赔的五大专业之一。在对 1991 ~ 2005 年医疗事故索赔的分析中，骨科医生在此期间面临的医疗事故诉讼占所有医疗事故索赔的 14%。神经外科是诉讼受理最多的专业（即 19.1%）。骨科手术索赔的平均赔偿金在 13.6 万 ~ 46 万美元。对于那些位列前五的专业学科，据估计其中有 99% 的医生在 65 岁之前会面临医疗事故索赔。这些数字可能会导致医生对给予患者治疗引起的相关风险感到严重焦虑。尽管在骨科的大量手术中可能有各种不同的术后结果而引起大量的连带索赔，但是在近 75% 的骨科医疗事故中，骨科医生是最终被判定胜诉的一方。

在讨论医疗事故时需要牢记以下几个专业术语：

● 玩忽职守：医生违反对患者的诊治义务，造成损害。

● 诊治标准：在大多数情况下，能被理性、谨慎的医疗同行所能接受的恰当的诊治水平和治疗技能。

失职：医生未能达到法律要求的技能标准。

医疗事故索赔要做出有利于原告的裁决，必须具备 4 个条件：

1. 必须证明存在医患关系。

2. 在患者治疗的过程中，诊治标准一定存在偏离。

3. 患者必须因该诊治标准的偏离而受到损害或预后不良。

4. 必须证明医生的行为是造成伤害的原因。

在加拿大、美国和英国，每年递交的医疗事故索赔数量持续逐步上升。此外，赔偿金额的明显上升导致医生对医疗事故保险的需求增加。一家英国医院发现，2006 ~ 2007 年，因医疗差错而支付的费用增加了约 4000 万英镑。

索赔数量和规模的增加导致医疗事故保险费用的增加，这反过来又在医疗领域造成了周期性危机。在过去的 50 年，美国医疗界已经遭遇了 3 次严重的医疗事故危机。在 20 世纪 70 年代，由于赔付数量不断增加，导致医疗事故保险公司大量撤离，从而引发危机。在 20 世纪 80 年代，由于医疗事故保险公司增加了保险费，导致一些医生无力负担，进而引发危机。在 21 世纪初，由于几家主要保险公司的撤离，导致医生无法负担保费，也无可用的保险项目可供选择，于是只能求助于费用高昂的国资联合保险协会。据推测，最近这次危机发生的部分原因是付款增加、索赔频率增加、辩护律师咄咄逼人，以及公众对医学的看法发生了变化，因为患者对医学的期望是完美的。

所有这些因素都改变了医生治疗患者的方式。一项对骨科医生的调查评估显示，96% 的骨科医生通过安排预约影像学检查、实验室检查和转诊，甚至接收患者入院来规避医疗事故的风险。此外，据报道，他们的所有检查中有约 24% 是作为规避风险措施开出的，这些措施每年产生近 20 亿美元的开销。

创伤骨科医生与其他亚专科之间的花费成本比较表明，创伤骨科医生用于规避风险的资源使用略低于他们的同行（20.3% vs. 23%）。这一比较仍然导致每月近 7800 美元和每年 2.563 亿美元的开销。此外，我们还注意到近 70% 的医生在过去 5 年中实际上减少了他们在行医中接纳的高危患者的数量。正因为这种复杂的环境，我们必须评估骨筋膜室综合征的医学法律意义。

三、急性骨筋膜室综合征与医疗事故

大多数医疗事故的分析是针对来自国家、大量医疗事故保险或大型数据库（国内和国际）的非公开索赔进行的。这些研究允许人们评估急性骨筋膜室综合征的医疗事故索赔数量，以及分析在许多案件中赔偿金和影响做出具体裁决的因素。不幸的是，这些非公开索赔分析并没有为我们提供每年急性骨筋膜室综合征的总数。因此，很难真正评估面临医疗事故索赔的所有急性骨筋膜室综合征的风险。Bhattacharyya 进行的非公开索赔分析显示，每年每个骨科医生索赔的比例为 0.002%。

对急性骨筋膜室综合征索赔案件中的被告进行回顾分析，可以对这些索赔的原因提供一些启示。在分析急性创伤性骨筋膜室综合征时，我们发现创伤骨科医生是最常见的被告，但在评估择期手术所致骨筋膜室综合征时，血管外科医生（18.2%）最常被起诉，其次才是骨科医生（9.2%）。在一项研究中，骨外科医生是所有索赔中最常见的被告（40.1%），其次是提供非手术治疗的医生（38.1%）、普通外科医生（10.8%），血管外科医生（6.5%）和整形外科医生（4.3%）。了解被告可以让我们知晓骨筋膜室综合征对医学领域的影响，以及它有多容易被漏诊。我们必须在所有病例中敏锐地意识到骨筋膜室综合征的症状和体征，而不仅仅是胫骨骨折或创伤患者的临床表现。

了解这些案件的原告和了解被告一样重要。美国纽约州（24.5%）和加利福尼亚州（18%）是骨筋膜室综合征患者最多的地区，美国密歇根州（9.4%）远远排在第三位。20% ~ 27% 的骨筋膜室综合征索赔事件发生在儿科患者，27% ~ 38% 的索赔事件发生在女性患者。11 ~ 30 岁的男性患者是最常出现急性骨筋膜室综合征的。对于接受择期手术的患者，他们的手术包括全髋（膝关节）置换术、截骨术、冠状动脉搭桥术、瘘管、腹主动脉瘤修复、皮肤牵引、整形手术，甚至"变性手术"。但由于样本量较小，没有对每个样本量进行评估。

这些研究具有一定的特色，可以向我们展示关于急性骨筋膜室综合征包括损伤机制等方面的许多细节。DePasse 等研究结果显示，42.4% 的骨筋膜室综合征病例是由急性创伤引起的，令人惊讶的是，36.75% 的病例是由择期手术或心脏手术引起的。Marchesi

等报道，与急性创伤有关的索赔比例更高（63%），其中36%与择期手术有关。超过70%的急性创伤病例是由胫骨骨折引起的，这一数据并不令人惊讶，因为这是与骨筋膜室综合征相关的最常见的损伤。Bhattacharyya和Vrahas发现在他们报道的16例骨筋膜室综合征病例中，有12例是创伤所致胫骨骨折，其中大多数都接受了闭合复位和石膏治疗。相反，大多数大腿骨筋膜室综合征是由择期手术引起的，而大多数前臂骨筋膜室综合征是由创伤性损伤（即肱骨髁上骨折）引起的。静脉输液（10.1%）是骨筋膜室综合征的第三大常见原因，因此医院许多非手术科室的工作人员也常成为被告。

许多此类研究都回顾分析了原告的体征和症状。55%～68%的患者以剧烈疼痛为主要症状。第二种常见症状是感觉异常、麻木或触诊时筋膜室张力增加。令人惊讶的是，只有一项研究记录了筋膜室测压的频率，在他们的研究中这个频率仅为25%。其他主要症状包括皮肤苍白、肤温过低、麻痹、无脉搏和被动牵拉痛等，但这些症状较少被注意到。

在这些针对非公开索赔案的研究中，还回顾分析了筋膜切开的时机和漏诊骨筋膜室综合征的后遗症。68%的患者在诊断明确后接受了筋膜切开术，后续2期手术次数平均为3.5次。此外，32%的患者接受延迟筋膜切开术［首次体征（症状）出现8小时以上］，18%～24%的患者在筋膜切开后接受截肢。最后，77%的患者由于漏诊骨筋膜室综合征而导致永久性身体残疾。骨筋膜室综合征最常见的并发症是麻痹和挛缩（58%），其次是持续性疼痛、后续手术、行走困难和瘢痕形成。

延误诊断（87%）和延误治疗（36.7%）是急性骨筋膜室综合征被起诉最常见的原因。考虑到骨筋膜室综合征诊断的困难性，这是可以理解的。由于通常会给患者带来疼痛等副损伤，因此医生通常不愿进行筋膜室压力测量。此外，患者的疼痛可能归因于手术后或损伤后相关的疼痛，而不是骨筋膜室综合征。如使用药物来控制疼痛，则极易掩盖症状。那些虽然医生记录了诸如感觉异常或被动牵拉痛等体征，却没有为其进行进一步持续检查的患者，则原告更有可能赢得诉讼或达成和解。没有电话随访患者或在没有进一步沟通的情况下无视患者的投诉（医患沟通不畅）更有可能导致对原告有利的裁决。这些研究表明，有关患者性别、年龄和残疾程度对索赔裁决影响的结果好坏参半，这将在下文与赔偿金一起讨论。根据研究，Bhattacharyya等得出结论，一旦异常查体体征结果被及时记录在案，8小时内进行筋膜切开术和及早采取措施可防止医疗事故索赔。

在调查中发现，在56%～77%的索赔中原告胜诉，其中27%～56%的索赔最终达成和解，而不是判决。DePasse等报道说，68%的诉讼都是被告胜诉，Bhattacharyya的研究报道说，进入审判环节的3个案件中的被告都胜诉了。Marchesi发现，72%的损害是由于医生的不当处置或不作为造成的。创伤性骨筋膜室综合征的后遗症被认为是由于创伤本身而不是医生造成的，有趣的是，与创伤性骨筋膜室综合征相比，手术后出现的骨筋膜室综合征更多被裁定为有利于原告。DePasse等报道说，儿童作为原告的案件更有可能庭外和解，法官的裁决可能更有利于儿童原告，而不是成人原告。此外，他们还证明了法官更倾向于支持女性原告而不是男性原告。在这些研究中，在赔偿金支付方面没有性别或年龄差异。

急性骨筋膜室综合征个案的赔偿金额远超过医生医疗事故索赔的平均赔偿金额（136 000 美元）。达成和解的案件报告的赔偿金额在 52 500 ~ 3 500 000 美元，而提交法院的案件报道的赔偿金额在 106 970 ~ 22 565 000 美元。同时我们注意到赔偿金与出现骨筋膜室综合征主要体征的数量及筋膜切开的时间呈线性相关。手术后出现的急性骨筋膜室综合征（平均 3 399 035 美元）的赔款明显高于创伤性骨筋膜室综合征（986 716 美元）。与成年或男性患者相比，青少年或女性患者的赔偿金额没有明显差异。截肢或功能障碍程度与赔偿金之间没有关联。

四、患者评估和未来发展方向

骨筋膜室综合征漏诊后所产生的后遗症和法律后果是严重的。随着每周 80 小时工作制的实施，培训机构尤其面临着特别的困难。由于人员配置的限制，需要增加患者的交接班次数，这可能导致医生之间沟通不良，缺乏护理协调和连续性，以及增加漏诊的可能。如上所述，误诊、误治是急性骨筋膜室综合征病例中医疗事故索赔的最常见原因。寻求一种系统化的患者评估方法对于避免医疗事故索赔、赔偿和灾难性的后果至关重要。Garner 等描述了一种诊治骨筋膜室综合征高危患者的评估方法，我们将在下文阐述这一评估方法。

接诊此类患者首先要能够区分哪些属于骨筋膜室综合征的高危人群，通常是最常见的创伤（胫骨骨折、肱骨髁上骨折和挤压伤）患者。同样重要的是要认识到，这些类别之外的患者也可能发展为骨筋膜室综合征（冠状动脉搭桥术、静脉穿刺、择期和整形手术）。这些高危患者应该由即将接班的团队和即将休息的团队一起进行评估，将检查结果与用药记录进行比较。术前和术后应就骨筋膜室综合征的体征和风险与患者进行仔细的沟通。应告知患者或其家属漏诊骨筋膜室综合征的后遗症，以及诊断和治疗骨筋膜室综合征的临床过程，尤其是应该强调这种情况下筋膜切开术对保肢的重要性。这种沟通对于患者对病情、治疗的必要性及可能需要额外干预的心理预期至关重要。

应密切评估患者镇痛药需求是否增加，并对骨筋膜室综合征的主要体征或症状进行评估，被动牵拉痛加重是基本体征。镇痛药物用量的持续增加可能是幼儿或沟通有困难的患者出现骨筋膜室综合征的唯一迹象。应通过打开夹板（敷料）和密切监测来充分评估感觉异常和剧烈疼痛是否有任何改善或变化。在与上级医师讨论后，对任何出现骨筋膜室综合征基本体征的患者，都应该设置一个较低的筋膜室压力测量阈值。虽然筋膜室触诊是检查中最常见的方法，但它与正确诊断骨筋膜室综合征的相关性很差，灵敏度低至 24%。

患者应每隔 2 ～ 4 小时由同一专业医疗人员检查 1 次，直到工作人员之间的交接班联合检查。对于昏迷患者或在手术前或手术后接受局部麻醉或神经阻滞的患者必须小心，因为骨筋膜室综合征症状可能被掩盖。在这些患者中，筋膜室压力测量的阈值应该更低。然而，尽管筋膜室内压力的敏感度和特异度预估较高，但仍有可能出现假阳性和假阴性结果，因此应认真综合判断患者的临床表现。尽管筋膜切开术可能会导致其他并发症，但大多数学者认为如果不去治疗骨筋膜室综合征会造成更严重的后遗症。因此，为了确保不会遗漏任何病例，外科医生希冀对最终可能并不会确诊为骨筋膜室综合征的临床可疑患者（其占比可高达 3% ～ 4%）进行筋膜减压术。

关键信息

- 骨筋膜室综合征占每年所有医疗事故索赔的 0.03% ～ 0.05%。
- 误诊的骨筋膜室综合征和延迟的筋膜室减压导致高额的骨科诉讼赔偿。
- 择期手术后发生的骨筋膜室综合征、女性、年幼的原告，以及主要症状（疼痛过度、感觉异常、苍白、麻痹、无脉搏）的出现，都能使原告在诉讼中取得高获胜率。
- 过程详尽的病案记录，早期筋膜室切开减压（＜ 8 小时）和充分的医生 - 患者沟通可降低骨筋膜室综合征诉讼中原告胜诉的把握。
- 持续一致的查体和症状发展后的早期处理对正确诊断骨筋膜室综合征至关重要。

（郑铁军　译　黄　钊　校）

第3章 骨筋膜室综合征的病理生理学

Geraldine Merle and Edward J. Harvey

一、背景

- 病理生理学源于受影响肌肉的压力相关改变。
- 确切的机制尚不清楚，但已有学者提出一些假设模型。
- 局部压力改变的症候和再灌注损伤是导致临床疾患的原因。
- 对病理生理学的理解不充分导致了诊断欠准确。

二、早期骨筋膜室综合征的诱发因素

经典的理论认为，当局部组织压力升高，损害局部循环和神经肌肉功能时，就会发生急性骨筋膜室综合征（acute compartment syndrome，ACS）。循环通畅是维持正常组织功能的重要因素，其中最重要的包括神经和肌肉组织。导致 ACS 的因素启动后会导致功能异常。目前针对 ACS 的相关标记物检测已经开始应用或正在研究中，目前这些标记物被认为是病理生理学变化的直接结果，而不是始动因素。创伤会引起受伤部位的肿胀、缺血、炎症、氧代谢缺陷和筋膜室压力升高。这些病理学改变，哪一种最先出现在 ACS 的发病过程中，这个问题可能并没有实际工作中的诊断那么重要，因为这个问题就像"先有鸡还是先有蛋"的争论一样无法辨清。Hargen 等发现正常毛细血管压力在 20 ～ 33mmHg。超过这一水平的压力被认为足以阻断血流并导致缺血。正常的组织间液压力约为 10mmHg，相当接近毛细血管的压力。作者最初观察到，随着外部压力逐渐升高，该区域的血液灌注在平均动脉压和外部压力之间的压差变为 0 之前就停止了。这是临界闭合理论的基础。理论上认为明显的跨壁压力可以维持小动脉的通畅。小动脉壁的张力是由平滑肌收缩主动产生的。如果跨壁压降低，导致小动脉受压，血流就会中断。Ashton 通过对肢体温度影响的研究，进一步佐证了临界闭合的理论。结果表明，因为临界跨壁压随肢体温度的变化而变化，局部降温会增加小动脉壁平滑肌张力，而血流灌注需要较高的跨壁压来维持。临界闭合压力是否足以解释长期筋膜室缺血的原理？缺血会导致血管扩张，这可能会将更多的液体带入受影响的筋膜室。毫无疑问，虽然这一理论可能与早期 ACS 保持一致，但可能不能解释 ACS 在临界病例中的情况。其他作者已经讨论了组织压力的增加会导致局部动静脉压差降低，从而导致局部血流减少。当由于压力增加而导致血流灌注降低从而不能充分满足组织的新陈代谢需求时，可能会导致骨筋膜室综合征。这一理论没有规定零流量情景，因此更合理，是较好的 ACS 模型。

所有导致受创伤部位的新陈代谢出现改变的因素，包括对应区域的供血的先天结构不足、肌肉筋膜覆盖和生理改变等，都会导致 ACS 的发生。毫无疑问，压力升高是医疗工作者最容易理解的病因。许多研究人员已经证明，组织压力增加会损害局部循环。支撑这一理论的方法多年来一直在改进，但 ACS 早期即有压力异常增高这一观点却一直未变。压力改变了局部循环向组织输送氧气的能力。肌肉氧饱和度显示了组织氧输送和组织氧消耗之间的平衡。在 ACS 的初始阶段，受影响区域的每个区域的氧分压（PO_2）可能略有不同。随着肿胀和压力的增加，整个筋膜室开始出现反应。某些确诊的 ACS 病例并没有观测到可以作为临界点的压力值，实际上，一些研究表明，肌肉组织在筋膜室内压力达到 20mmHg 时会受到损伤——这低于目前手术确定的临界点。疾病过程只是压力变化的一个范围，在较高的组织压力下，肌肉的 PO_2 会受到更严重的损害。有几种机制被假设是压力引发循环障碍的因素，其中包括用于停止血流的阻断模型、对小血管的不可逆转损伤、凝血机制等。这些模型都没有真正被证明是唯一的机制，尽管压力变化导致了早期大部分的生理改变。

大多数研究人员认为，这些生理变化都与压力有关。Sheridan 等给兔子肌肉间的乳胶气球充气，以观察神经和肌肉对额外压力的反应。PO_2 随着压力的增加而下降，从最初的对照值约 10mmHg 下降到筋膜室压力为 90mmHg 时的 2.8mmHg。用直接电刺激检测腓神经和肌肉的完整性，可发现较高的压力和较长的加压时间会造成更频繁的功能性丢失。最后，笔者认为压力本身就足以解释 ACS 中出现的所有变化。组织压力的增加也会直接损害神经肌肉功能。Rorabeck、Clark 及 Hargens 等通过对犬小腿前部加压灌注，减缓了神经传导速度。一般来说，< 20mmHg 的组织压力增加会影响组织灌注，组织循环会随着施加压力的增加而减少。

Vollmar 等对类似在 ACS 中观察到的外压升高的微血管反应很感兴趣。他们使用了一个皮褶模型，该模型并不能准确替代筋膜室，但阐述了在组织灌注中可能存在的生理变化。他们研究了微循环的不同部分在血管收缩控制（血管直径的改变）和血液流动停止方面对外部组织压力进行性变化的反应。他们认为，这项研究否定了临界闭合理论，但符合动静脉压差降低是骨筋膜室综合征血流减少的原因的假设。他们发现，为了重新启动小血管中的血液流动，需要增加灌注压梯度。这一研究被认为证实了微血管中存在所谓的屈服应力。毛细血管对外压升高的高度敏感度表明，有必要进行早期筋膜切开术以恢复受损的循环。缺乏有效的循环是后续的生理改变迁延和促进骨筋膜室综合征发生的因素。这是该综合征的转折点。肌肉在发生损害之前所能承受的压力也会受到局部血流变化的影响，如肢体抬高、动脉闭塞、低血压或出血。损伤引起的微动脉系统扩张，伴随着较小血管的塌陷和通透性的增加，导致组织液外渗增加和组织间液压力升高。当压力增加时，组织的灌注量就会减少。一旦灌注量降低到一个低水平，就会导致组织低氧血症。由于维持细胞渗透平衡的 ATP 酶通道关闭，筋膜室内组织因缺氧、氧化应激增加和低血糖，会共同导致细胞水肿。早期 ACS 微血管功能障碍导致毛细血管灌注减少和产生严重的急性炎症间质从而引发细胞损伤的增加。细胞膜电位丧失导致氯离子涌入，从而导致细胞肿胀和持续的细胞坏死。组织肿胀的加重会使组织缺氧状态恶化，并产生持续的正向反馈。随着压力的升高，微循环受到损害，氧气和营养物质输送减少，组织缺氧，最终导致肌肉坏死。事实上，肝肾功能的远期病理改变也被描述为骨筋膜室综合征的全身性生理变化。

三、组织耐受性会随着压力的增加而改变

持续施加的压力和组织相对应的反应很难量化。组织将以不同的方式做出反应，这取决于组织的新陈代谢的需求和对压力增加的耐受时间。这就展示了组织压力升高对组织局部血流的特殊影响。骨骼的反应与平常更常见受损的肌肉和神经不同——肌肉和神经是更常见的受损组织。神经和肌肉在缺血性损伤后有恢复和重建的潜力。低血压、出血、动脉血流停止和肢体抬高都会降低四肢对高压力的耐受性。Hargen 等通过输注自体血浆增加了组织内压力。他们发现，筋膜室压力在 30 ～ 40mmHg 的压力下持续 8 ～ 14 小时，神经传导会有一定程度的减慢，但并不能完全阻止神经传导。在 50mmHg 压力下持续 330 分钟可使神经传导停止。Sheridan 等对兔腿部气囊充气，观察神经和肌肉对直接刺激的反应。施加 60mmHg 的压力，6 小时后可产生一系列的功能损失。100mmHg 的压力持续 12 小时可导致所有神经或肌肉刺激反应丧失。Rorabeck 和 Clarke 发现，40mmHg 在 2.5 小时内可将腓神经传导速度从 40m/s 降低到 30m/s。80mmHg 的压力作用 4 小时后，腓神经传导受阻。当然，在神经传导减慢或停止之前，受试者和物种对压力的耐受性是不同的。目前文献中未见关于压力施压后肌肉功能相关的研究。一些研究人员对急性骨筋膜室综合征后的肌肉病理变化进行了研究。Hargen 等使用 ^{99m}Tc- 焦磷酸亚锡研究了压力升高对他们模型系统的影响。他们发现，在犬类模型中，肌肉在承受超过 20mmHg 的压力值 8 小时后会大量显著吸收该标记物。从该时间点开始，随着压力的增加，摄取量急剧增加。Rorabeck 发现，当在犬模型中施加 40mmHg 的压力时，静脉内肌酸磷酸激酶活性增加。乳酸脱氢酶也有类似的发现。但他们无法使用所施加的压

力去量化标记物的数量。这可能表明，没有一种情况或个体存在某个固定的压力临界值。如果我们假设将动脉压力梯度的降低视为骨筋膜室综合征中血流停止的原因，那么这就可以较好地解释了为什么较低的动脉压会降低组织的压力耐受性。对用于手术中使用的氟烷麻醉剂在 5 小时内造成的低血压进行了研究。结果表明，60mmHg 筋膜室压力对循环系统的影响在低血压动物中更为明显。Zweifach 还研究了急性出血占全身性 20% 的血量后对兔四肢压力耐受性的影响。施加 40mmHg 的压力会导致出血组中氮排出、肌肉氧合和动作电位显著减少。他们在犬类模型中也看到了类似的结果。肢体抬高可以降低局部动脉压；然而，仅靠抬高不足以将肢体的静脉压降低至低于局部组织压的水平，也就是筋膜室的组织压。因此，放置水平高于仰卧位的任意肢体的组织压力升高，都会导致局部静脉压差降低，反过来说，这意味着较低的压力也足以会对抬高的肢体造成损害。动静脉压差与 ACS 的这一研究结果在临床上具有相关性，因为它提示我们不应抬高已发现血流灌注不足的筋膜室的那侧肢体。抬高肢体会降低局部动脉压，但不会影响局部静脉压。抬高患肢会比不抬高使得 ACS 进展得更快。

四、组织再灌注是骨筋膜室综合征的晚期激发因素

　　由于长期受到高压导致的低氧和低滋养水平的影响。筋膜室内容物最终会发生坏死。然而，动脉不完全闭塞或缺血再灌注等情况又是促使 ACS 发生的另一种机制。再灌注损伤是指缺血一段时间后，血液供应恢复到筋膜室结构中所造成的组织损伤。缺血期间缺乏氧气和营养物质造成了一种环境，在这种环境中，血流的恢复会导致炎症和氧化损伤，而不是完全恢复正常的功能。这可能发生在再灌注后，但也必须发生在某一段时间内细胞层面上的流动和无流动状态之间波动的微环境中。正常的微血管灌注主要是由持续灌注的毛细血管组成。室内压力升高导致灌注转向间歇性灌注和非灌注的毛细血管内，从而造成低血流的肌肉缺血区域。组织的新陈代谢需求得不到满足，导致活性氧和其他炎症介质产生。在缺血期间，细胞内储存的能量会逐渐耗尽。低氧代谢的产物，特别是乳酸，随着氢离子的积累而堆积，最终细胞在筋膜室某些区域死亡。与完整的再灌注周期不同的是，在低流量缺血中，不能清楚地描述筋膜室内容物损伤的明确阶段。再灌注损伤不仅会在 ACS 持续期间持续存在，而且通过外科治疗使血液恢复到毛细血管床，会进一步加剧再灌注损伤。再灌注可能会产生有害影响，因为它会清除能量形成所必需的前体。氧自由基的产生和钙内流都会导致线粒体水平的氧化磷酸化中断。随着再灌注损伤的延长，中性粒细胞受体和内皮白细胞黏附分子的上调导致肌肉中白细胞被隔离（伴随着长期的炎症反应）。毛细血管内皮细胞也会因长时间的缺血而受损，导致毛细血管通透性增加。再灌注损伤引发受伤部位的大量渗出，从而增加了筋膜室内容物。Lawendy 等阐述了 ACS 及筋膜切开术的 2 次打击炎症模型代表了系统生理学的 2 次打

击。ACS 导致肿瘤坏死因子 -α 水平明显升高，紧随其后的是筋膜切开后全身肿瘤坏死因子 -α 水平的第二个高峰。第二个高峰被认为是由于细胞碎片、促炎介质和细胞因子进入全身循环导致全身炎症反应。几种细胞因子在颅内压升高几小时后明显升高，如肿瘤坏死因子 -α、白细胞介素 -1β、GRO/KC、单核细胞趋化蛋白 -1、巨噬细胞趋化因子 -1α 和白细胞介素 -1 几乎都是炎症性的。从受损的毛细血管和肌肉中持续渗出的液体只会不断进行级联反应，最终引发彻底的骨筋膜室综合征。

　　多种因素的结合最终导致 ACS。细胞水平的持续变化代表了早期压力诱导的可逆性 ACS。在肌肉有血液流动或无流动的情境下，这种情况要么导致有限的局部细胞死亡，要么进展变化到彻底的 ACS 和出现更明显的临床改变。这是微环境中再灌注损伤的发展过程。动静脉压差模型对 ACS 的解释可能更接近事实。我们在诊断 ACS 较迟的情况下，对其进行治疗反而会造成更严重的再灌注损伤。综上所述，虽然导致 ACS 的原因很多，但在 ACS 的早期阶段，压力仍然是引起其病理生理学变化的主要原因。后期疾病序贯的生理变化可以通过压力结合其他标记物来进行观察追踪。

关键信息

- 骨筋膜室局部压力过高导致的后遗症是主要问题。
- 目前已经提出了几种机制，其中动静脉压差模型最符合临床实际情况的。
- 压力与局部组织损伤相互作用，降低了对损伤的耐受力。
- 炎症介质和代谢产物加重再灌注损伤。

（郑铁军　译　黄　钊　校）

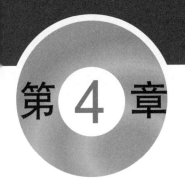

第 4 章 通过对细胞代谢的理解确定缺血阈值

Alan J. Johnstone and Derek Ball

一、背景

● 与骨筋膜室综合征的复杂性和当前诊断局限性相关的临床问题摘要。

● 了解骨骼肌活跃的代谢能力及其对能量的持续需求。

● 了解肌肉缺血阈值的原理，以及其用来对抗进行性缺血的代偿机制能力。

● 研究组织在有氧和无氧呼吸中关键生化分子的浓度作为缺血标记物的可能性。

● 研究直接监测组织 pH 的意义替代组织缺血的原因，以作为缺血相关的肌肉代谢状态的客观测量指标。

二、临床问题及关注

根据其定义，骨筋膜室综合征是由于复杂的多因素引起不可逆的细胞损伤，并最终导致细胞死亡。

尽管其显著受局部或全身性因素的影响，但它们都有一个共同点——进行性组织局部缺血，如果不加以控制会导致患肢细胞死亡。

目前研究和理解最广泛的骨筋膜室综合征类型是创伤相关的骨筋膜室综合征，通常被称为急性骨筋膜室综合征（acute compartment syndrome，ACS），它可继发于骨折、软组织挤压伤或烧伤。然而，临床医生还应该意识到，全身性低血压或缺氧可能对已受损的患肢产生重大影响，与未受伤的组织相比，患肢代谢需求更高，因此更有可能发生骨筋膜室综合征。尤其是 ACS，准确诊断仍然是一个挑战，因为早期 ACS 的临床症状和体征很难与最初损伤的症状和体征进行区分，因此人们对开发能够帮助诊断并允许早期干预以获得更好的长期临床结果的客观测试一直很感兴趣。诊断 ACS 最常用的客观方法是测量筋膜室内压力（intracompartmental pressure，ICP），因为创伤会导致局部肿胀，进而引起 ICP 升高，这无疑会导致潜在的软组织缺血。然而，尽管 Matsen 的动静脉压差理论在 ACS 的病理生理学背后得到了广泛的接受，它很好地解释了 ACS 在流体力学方面的成因，但它缺乏关于潜在的细胞效应的有用信息，特别是在存在损伤及受损伤的细胞对能量的需求增加的情况下。总的来说，因为有充分证据表明 ICP 诊断特异度较差，大多数临床医生仍然不相信测量 ICP 的诊断价值，因此还在继续寻找更好的客观的诊断方法。

三、骨骼肌生理学

骨骼肌是一种新陈代谢高度活跃的组织。即使在静止状态下，三磷酸腺苷（ATP）的转化率约为 $35 \mu mol/kg$，能量主要用于运输 Ca^{2+}，并维持细胞内和细胞外 Na^+ 和 K^+ 的平衡。然而，在高强度运动期间，骨骼肌对 ATP 的消耗量可以迅速增加约 1000 倍（5mmol/kg），其中 70% 的 ATP 被用于通过肌球蛋白和肌动蛋白的相互作用来承担肌肉收缩功能，其余 30% 用于运输 Ca^{2+}，Na^+ 和 K^+。ATP 的存储量非常有限，因此需要不断补充 ATP。当氧气运输和供应充足时，ATP 主要通过线粒体的呼吸作用使脂肪酸氧化磷酸化而重新合成，但在能量转换增加期间，糖原和葡萄糖也被用作底物来合成 ATP。这个过程也被称为有氧呼吸。但是，当氧气的可用量和（或）运输量低于氧化磷酸化所需的量时，重新合成 ATP 所需的能量是通过糖酵解产生的（也称为无氧呼吸）。在这种情况下，糖酵解的最终产物丙酮酸转化为乳酸，导致 H^+ 细胞内和细胞外积累。高强度运动后肌肉内 pH 可低至 6.5。虽然在肝中，乳酸可以被氧化为丙酮酸，然后转化为葡萄糖 -6- 磷酸，最终用于氧化磷酸化转化为糖原。由于这种转化所需的酶在骨骼肌中不存在，乳酸被认为是肌肉中新陈代谢的"死胡同"分子，只有当乳酸被运输至肝，并通过糖异生进行再加工时，乳酸才成为有用的能量来源。雪上加霜的是，ACS 导致静脉血流逐渐减少，肝对乳酸的再加工机制变得越来越有限，从而加速导致乳酸在肌肉内积聚。由于无氧呼吸，在细胞内积累的 H^+ 在一定程度上被细胞内蛋白质缓冲，但是相当大比例的 H^+ 被主动转运到细胞外，在那里它们可以被血浆中的碳酸氢盐和在肝中用作糖异生底物的乳酸缓冲。在极端情况下，当肌肉对能量的需求特别高，而糖酵解不足时，则可以分解高能磷酸盐分子、磷酸肌酸（PCr）和二磷酸腺苷（ADP）。然而，这一过程可导致腺嘌呤核苷酸池总量的减少，但这种情况是可逆的，它需要大量的能量储备来纠正，类似于细胞的前终末期。

四、当可逆性细胞损伤变得不可逆时

细胞对缺血的耐受性非常强，但在缺乏足够的能量储备的情况下，细胞膜离子交换泵的效率会降低，导致 Na^+ 在细胞内积累，K^+ 在细胞外扩散，这与细胞肿胀有关，整体蛋白质合成减缓，肌肉的收缩力减弱。但是，如果恢复了氧和血的输送，所有这些细胞紊乱都是可逆的。不可逆性损伤与线粒体严重肿胀、质膜广泛损伤和溶酶体肿胀等形态学特征有关。这些特征造成线粒体不能合成 ATP，质膜和细胞器膜受损，从而导致细胞和细胞器结构不完整，导致不需要的细胞外蛋白质进入和细胞内蛋白质丢失。正是在这一阶段，肌细胞特异性蛋白（如肌钙蛋白和肌酸激酶）被释放到细胞外液中，成为判断细胞损伤有用的血液生物标记物。细胞膜完整性的丧失也会导致细胞外 Ca^{2+} 进入细胞，特别是进入线粒体。在不可逆性受损细胞再灌注的情况下，线粒体会迅速吸收 Ca^{2+}，并通过抑制酶的活性使其永久受损。此外，在恢复血液供应时产生的氧自由基，导致对质膜和细胞器膜的进一步直接损伤。综上所述，膜损伤和随之而来的严重功能障碍是导致不可逆性细胞损伤的中心因素。

五、骨骼肌对缺血反应的代偿机制

低灌注会导致局部缺血，低灌注情况下细胞、组织和器官不断应用各种代偿机制来促进血液流动，改变血液中的氧气摄取量，并根据局部可获得的氧气浓度来调节细胞代谢以产生能量。自动调节是指微循环通过放松血管壁内的平滑肌来降低血管阻力，从而在动静脉压差低于正常的情况下改善血液流动的能力。然而，这种固有的代偿机制很快就被发展中的 ACS 所克服，即静脉血流被升高的肌肉内压所抑制，从而降低了动静脉梯度。

组织缺血另一种代偿机制是从静脉血中提取比正常水平更多的氧气。在非缺血情况下，氧输送过多，因此静脉血中含有多余的氧气，可以在锻炼身体和对氧气的需求较高时加以利用。由于血红蛋白解离曲线的变化，pH 的下降有利于氧分子从血红蛋白上解离，并且在 ACS 发展的情况下，这种获得额外氧气的机制将最大化。

第三个也是最重要的代偿机制是所有细胞在缺血、缺氧时通过激活糖酵解途径产生能量的能力。尽管该机制有效，但它并不是一种有效的葡萄糖利用方式，因为与氧化磷酸化相比，它的 ATP 产量低了 12 倍，并产生乳酸作为副产物。所有的细胞都能进行糖酵解，并在需要时激活，以弥补能量的不足。在病情发展的 ACS 中，尽管糖酵解途径效率低下，却对细胞的存活变得越来越重要。但由于其不可持续，因此在 ATP 的产量下降到不足以维持质膜和细胞器膜功能的水平时，可逆的细胞损伤就变得不可逆转。

六、生化标记物能指示即将发生的不可逆细胞损伤吗

原则上，如果可以准确地测量关键生化标记物的组织浓度，就似乎可以确定其浓度与组织局部缺血程度之间的关系。然而，这些潜在的关系尚未深入研究，并且

迄今为止，还没有直接将肌肉的生化成分与可逆性和不可逆性细胞损伤的形态学特征进行比较的研究。通过英国阿伯丁皇家疗养院和阿伯丁大学矫形创伤科进行的研究，笔者研究了骨骼肌进行性缺血与组织中在氧化磷酸化和糖酵解中起核心作用的关键生物标记物分子（葡萄糖 -6- 磷酸、丙酮酸和乳酸）及最终产物 ATP 之间的潜在关系。笔者使用的模型是新鲜的哺乳类动物骨骼肌块的非循环模型。虽然该模型不能与血液循环逐渐恶化的 ACS 模型直接进行比较，该模型是有用的，因为该模型简单，一致性好，并且能够缩短从血液循环良好的肌肉到不可逆性细胞损伤（死亡）的整体实验时间。该模型也有利于定期获取活检标本。将所有活检标本在液氮中冷冻并进行进一步处理后，能够测量上述每个关键分子的组织浓度，并将其与缺血持续时间和组织 pH 进行比较，后者是使用 Sahlin 描述的有氧 - 无氧方程计算得出的，并用于确定缺血的程度。有氧 - 无氧方程取决于乳酸和丙酮酸的浓度，它们是糖酵解和氧化途径中的关键中间和末端分子。因此，乳酸和丙酮酸的浓度表明了无氧呼吸和有氧呼吸之间的平衡。组织中 ATP 和 PCr 浓度用来确定细胞能量储备何时耗尽到不可逆性细胞损伤和细胞死亡临界的程度。

综上所述，随着时间的推移，葡萄糖 -6- 磷酸、丙酮酸和 PCr 水平下降是可以预见的，因为这些关键的能量底物被用来合成 ATP（图 4-1 ～图 4-3）。随着糖酵解活性的增加，乳酸水平随时间的增加而增加（图 4-4）。最终，尽管多种机制共同努力维持 ATP 的重新合成，但缺血的代谢结果仍然导致 90 分钟后 ATP 浓度下降约 75%（图 4-5）。此外，当用所有这些分子的组织浓度与组织 pH（数据未显示）绘制图表时，pH 和上述关键分子的浓度之间存在很强的相关性（乳酸呈负相关）。

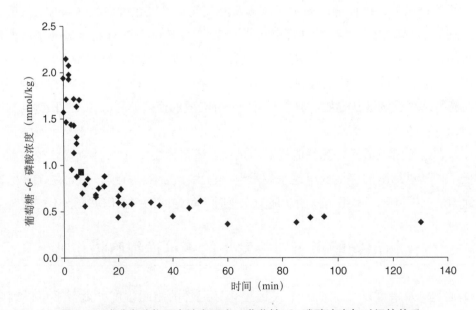

图 4-1   哺乳类动物肌肉缺血研究：葡萄糖 -6- 磷酸浓度与时间的关系

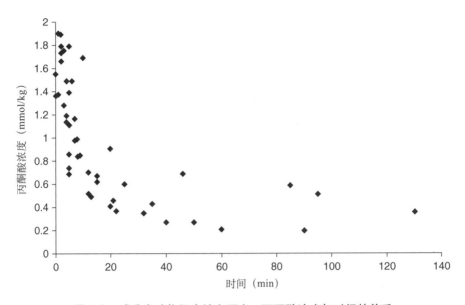

图 4-2　哺乳类动物肌肉缺血研究：丙酮酸浓度与时间的关系

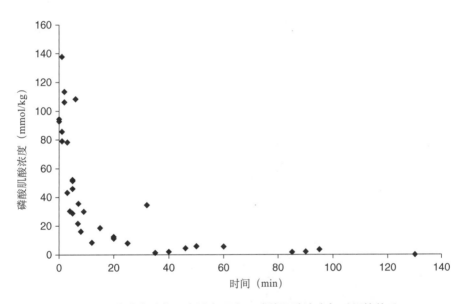

图 4-3　哺乳类动物肌肉缺血研究：磷酸肌酸浓度与时间的关系

　　假设关键生化标记物的浓度与肌肉缺血的程度之间存在一定的关系，那么这些标记物中的任何一个能被用来作为缺血的客观指标吗？

　　笔者的研究强有力地证明了，无论原因如何，这些生化标记物都可以用于确定组织缺血的程度，但困难在于如何最好地在临床工作中测量它们在组织中的浓度。微透析是一种可以采用的方法，但这种可以用来测量目标分子细胞外浓度的技术在与正常情况相反时，也就是当肌内压力增加可能影响生物分子标记物的运动情况下，用微透析测量法

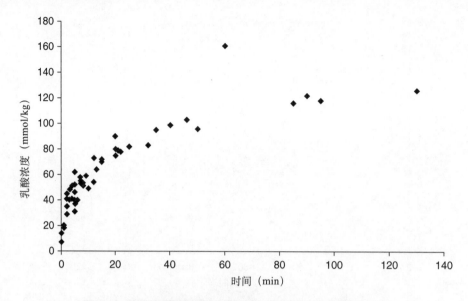

图 4-4　哺乳类动物肌肉缺血研究：乳酸浓度与时间的关系

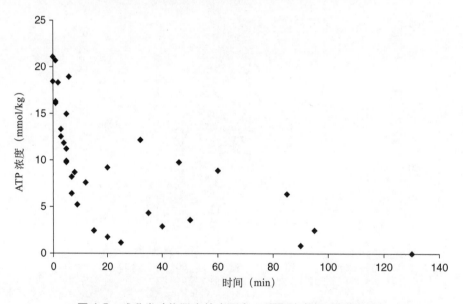

图 4-5　哺乳类动物肌肉缺血研究：ATP 浓度与时间的关系

获得的结果会受到质疑。原则上，用分光光度法去测定这些关键分子的组织浓度是有希望的，但是需要对每种目标代谢物进行多波长光学分析，因此还不够先进，无法使用。即使是用于测定组织中氧气浓度的更成熟的分光光度技术，但由于许多混杂因素，近红外光谱法（near-infrared spectroscopy，NIRS）也没有像最初预期的那样有用。

　　笔者一直在研究的一种方法是直接测量肌肉中的 pH。pH 直接反映了 H^+ 的浓度，虽然 H^+ 不是关键分子之一，但它确实是糖酵解正在进行的合理准确的衡量指标。除了上述的生化分析，笔者的实验还评估了使用 pH 探针直接测量肌肉组织 pH 的准确性。

我们的结果证实了直接测量的 pH 与基于乳酸和丙酮酸的组织浓度，使用有氧 - 无氧方程计算出的 pH 之间具有很强的相关性（$R^2 = 0.926$）。尽管需要做更多的工作来证实可以早期发现骨筋膜室综合征，但是使用 pH 探针直接测量组织酸度可能被证明是与缺血相关的肌肉代谢状态的有用的客观指标，这可能在诊断和评估 ACS 的严重程度及其他形式的骨筋膜室综合征方面发挥作用。

七、现有知识的局限性和未来的方向

很明显，我们还需要做进一步研究关键细胞代谢标记物的浓度与被认为可逆和不可逆细胞损伤的形态学变化之间的直接联系。如果关键的代谢生化标记物能够被识别，这将为开发新的、客观的缺血测量方法打开大门。

根据笔者的研究（实验室和临床），监测肌内 pH 是检测肌肉缺血和肌肉代谢状态的一种高度精确的方法（高灵敏度和特异度），似乎比 ICP 监测更有优势。未来需要一项随机对照试验来评估 IMpH 监测诊断 ACS 和其他形式骨筋膜室综合征的潜力。

关键信息

- 骨骼肌是一种新陈代谢高度活跃的组织，对能量有持续的需求。
- 在有氧和无氧环境下，潜在的细胞代谢途径都已经建立。
- 细胞结构的形态学变化也被很好地描述为继发于缺血的可逆性和不可逆性细胞损伤。
- 鉴别细胞对缺血的代谢反应中的关键阶段，用于区分可逆性和不可逆性细胞损伤（缺血阈值）应该是可能的。
- 如果开发新的诊断方法以帮助临床医生在诊治疑似骨筋膜室综合征或其他形式外周缺血患者时所做的决策过程，确定缺血阈值至关重要。
- 早期研究表明，直接监测筋膜室内 pH 可能是包括骨筋膜室综合征在内、肌肉缺血的一种恰当的客观测量方法。
- 尽管人们热衷于通过测量静脉或动脉血液中的关键生化标记物来诊断周围缺血性疾病，但稀释效应显著降低了潜在标记物的特异度和敏感度，除非在极端情况下存在广泛的缺血性损伤导致大量细胞死亡，因为那时治疗的目标也只是最大限度地挽救组织（肢体）。

（陈丁泉　译　许国杰　校）

第 5 章　压力测量：缺血程度表现

Andrew D. Duckworth, Charles M. Court-Brown, and
Margaret M. McQueen

一、背景

众所周知，快速准确诊断 ACS 并进行急诊筋膜室切开减压术，可以避免不可逆的组织缺血坏死，为患者提供最好的预后结果。而延迟诊断 ACS 可能会给患者带来潜在的灾难性后果，同时也会随之产生高额的医疗费用和法律赔偿案件。ACS 的并发症包括感染、肌肉坏死 / 挛缩、神经损伤、慢性疼痛、骨折不愈合甚至截肢。延误诊断相关的因素包括医务人员临床经验不足、局部麻醉或全身麻醉、多发性创伤患者，以及在诊断软组织损伤仅凭临床体征判断。目前尚无公认的 ACS 诊断参考标准，文献记载的 ACS 发病率低于 30%，这也意味着典型体征或临床表现在 ACS 诊断中的局限性。骨筋膜室内压力（ICP）监测的使用仍然存在争议，一项研究表明，在 386 例胫骨干骨折病例中将 ICP 作为主要诊断工具的仅占 11.7%。而最近美国创伤外科医生的一项调查显示，临床评估主要应用于意识清醒的患者，并建议对昏迷或无意识的患者进行 ICP 监测。

二、具体建议是什么

（一）哪些患者应该监测

文献记载 ACS 的发病率为 3.1/100 000。男性的发病率比女性高（10∶1），并且平均年龄略高于 30 岁，男性比女性年轻。表 5-1 介绍了骨筋膜室压力监测的患者详细情况。这些可以被认为是容易发展成 ACS 危险因素和（或）高风险的患者，同时也是已知的与 ACS 延迟诊断相关的因素。

近 20 ～ 30 年的报道认为青年人是发生 ACS 的高发人群，其发病率最高。一种可能的解释是，年轻患者有较大的肌肉体积，因此在容积固定的筋膜室内能够容纳肌肉的容积是有限的。随着年龄的增长，老年性的肌肉体积缩小和高血压引起的血压增高可以降低 ACS 的发病率。对于青少年来说，重要的危险因素是继发于软组织损伤的 ACS，他们几乎占所有病例的1/4。值得注意的是，这些病例的平均年龄明显大于骨折后并发ACS的患者。导致ACS的软组织因素包括挤压伤、挤压综合征、药物过量和抗凝药物治疗等。

表5-1 ACS高危患者及建议进行骨筋膜室压力监测的患者

推荐压力监测患者类型
青年人
胫骨骨折患者
高能量前臂骨折患者
高能量股骨干骨折患者
有凝血功能障碍或有抗凝药物使用史患者
多发伤患者
重度碱缺乏
高乳酸水平
有输血需求
意识水平改变患者
局部麻醉或自控镇痛患者
易受到损伤的儿童和（或）青少年
伴神经损伤的患者

注：表格改编自 Duckworth and McQueen

　　胫骨骨干骨折占所有ACS病例的1/3。尽管之前有一些文献报道髓内钉与ACS的发生有关，但其他研究发现并非如此。最近，青年、男性和骨干骨折被认为是主要的危险因素。最近的文献报道，胫骨平台骨折发生ACS的风险增加，尤其是更复杂的高能量损伤的 Schatzker VI型骨折。前臂骨干骨折和桡骨远端骨折，特别是高能量骨折，也与ACS发生相关。

　　目前的文献表明，胫骨干闭合性低能量骨折后发生ACS的概率高于开放性高能量骨折。其原因可能是由于开放损伤时筋膜破裂，压力减小所致。然而，确实有数据支持高能量前臂和股骨骨折后ACS发生率增加。一项研究报道，在伴有乳酸水平升高、碱缺乏及需要输血的危重患者中，下肢ACS的发生率为20%。

（二）可用的压力监测技术有哪些

　　各种有创监测技术的优缺点见表5-2。针式压力计是一种比较早的压力监测方法，也是一种简单而低廉的技术；但值得注意的是，针式压力计的针尖容易堵塞；且测压时大量液体注入骨筋膜室有可能会诱发或加重骨筋膜室综合征。带芯导管是对针式压力计的改进，为压力测量提供了较大的表面积，同时也降低了堵塞风险。然而，如果发生导管（如血栓或气泡）堵塞，要注意到测量的压力值会偏低。

　　裂隙导管类似于带芯导管，是笔者所在的创伤中心使用的技术。同样，可以通过导管末端的轴向切面获得较大的表面积。当导管就位后，可以通过对腔室施加轻压来评估导管的开放程度，这样可以立即使压力读数出现瞬时升高。数据表明，裂隙导管优于针式压力计法，且与带芯导管效果相当。

固态传感器筋膜室内导管（STIC）也可用于测量筋膜室压力。这种方法是在导管腔内使用压力传感器来测压。据报道，其效果与常规技术有良好的相似性。然而，这种方法比较昂贵、费力，而且需要输液来维持压力传感器的通畅。还有 Stryker ICP ™监测器（Stryker, Kalamazoo, MI）在北美常用来监测筋膜室压力，但由于观察者之间的差异，这种监测的准确性被认为是有局限性的。

表 5-2   目前用于诊断急性骨筋膜室综合征的 ICP 监测技术的优缺点

方法	优点	缺点
针式压力计	操作简单 成本低廉	准确度受假阳性 / 假阴性限制 侵入性的间接测量 连续测量不可行 针尖顶部可能堵塞 液体注入可导致临床症状恶化
带芯导管	因表面积大而精度高 导管堵塞不常见 持续监控可行	侵入性的间接测量 空气 / 液体连接处可能有堵塞 灯芯材料有残留可能 换能器必须与导管处于同一水平
固态传感器筋膜室内导管	良好的精度 持续监控可行 换能器水平不重要	高昂的成本 需反复消毒灭菌
裂隙导管	因表面积大而精度高 可持续监控	侵入性的间接测量 导管可能阻塞 气泡可能会导致读数偏低 换能器需处于导管水平
近红外光谱仪	良好的准确性和相关性 持续监控可行 非侵入性技术	高昂的成本 尚未对 ACS 进行明确的验证 测量依赖于软组织的深度

注：改编自 Duckworth 和 McQueen

（三）测压导管应放在哪个部位

表 5-3 列出了易患 ACS 的上肢和下肢的推荐放置位置。采用严格的无菌技术在受累的骨筋膜室内准确放置导管。在存在骨折的情况下，文献建议导管尖端应放置在距骨折水平 5cm 的范围内，因为这个位置测得的骨筋膜室内压力值最高。也有学者认为这是由于骨折血肿导致的虚假偏高读数。关键的是，在读取数值时需保证传感器与筋膜室保持在同一水平，否则读数将会随着筋膜室的相对高度而改变。

目前研究表明，应使用小腿前方筋膜室测压，因为它是最常累及且是容易测量的筋膜室。然而，由于存在遗漏深部孤立 ACS 的可能性，一些学者主张同时监测小腿后部深筋膜室压力。但是要注意，测压操作常会引起患者的不适。

表 5-3　上、下肢 ACS 危险部位导管放置位置推荐

位置	导管推荐放置位置
上肢	
上臂	前筋膜室（如临床怀疑可经后筋膜室）
前臂	屈肌 / 掌间筋膜室
手	骨间筋膜室
下肢	
大腿	前筋膜室
小腿	前筋膜室（如临床怀疑可经后深筋膜室）
足	骨间筋膜室（后足损伤的跟骨骨间筋膜室）

（四）需要切开减压治疗的阈值是多少？

在使用骨筋膜室压力监测诊断 ACS 和进行筋膜切开术的压力阈值方面存在很多争议。我们应该单独使用骨筋膜室压力吗？压力差或灌注压（ΔP）是最好的选择吗？

早期研究表明，骨筋膜室内压力绝对阈值为 30 ～ 40mmHg。然而，随后研究发现，患者能耐受的压力绝对值差异很大，且与患者血压或灌注压有内在联系。Whitesides 等通过计算舒张压 - 室内压力，记录了压力差（ΔP）的使用。随后，他们提出将 10 ～ 35mmHg 的压力差作为诊断标准。然而，在损伤或缺血的肌肉中，压力差可能会明显增加。

目前有临床证据和实验数据支持用压力差 ≤ 30mmHg 来确定 ACS 是否需要行筋膜切开减压术。在笔者所在的研究中心的一项研究中，对 116 例急性胫骨干骨折患者进行了至少 24 小时的前筋膜室连续压力监测。笔者以压力差 ≤ 30mmHg 持续超过 2 小时作为切开减压的标准，发现 3 例患者需要行骨筋膜室切开减压术。在平均时间超过 1 年的最终随访中，没有发现需要行筋膜切开术的病例，也没有漏诊 ACS 的病例，也没有骨筋腹室相关后遗症的病例。

随后 White 等在笔者所在的研究中心对一项 101 例胫骨骨干骨折的研究中证实了该方案。在这次研究中，41 名患者连续 6 小时的绝对压力值读数 > 30mmHg，但正常的压力差值 > 30mmHg。将这些患者与绝对压力值读数 < 30mmHg 的 60 名患者进行比较，在干预后的 1 年中，这两组在等长肌肉分析或功能恢复方面没有发现明显差异。Janzing 等在一项前瞻性研究中评估了一个监测方案，该研究对 95 例胫骨干骨折患者进

行连续压力监测。据报道，筋膜切开术的发生率为 14.4%。笔者发现，临床症状和压力差 < 30mmHg 的敏感性和准确性（61%，97%）最高，是诊断骨筋膜室综合征的最佳组合；单独使用压力检测时压力差 ≤ 30mmHg，其敏感性和准确性为 89%，65%。笔者认为连续的压力监测会增加筋膜切开率，但是这项研究并没有完全考虑压力差随时间的变化趋势。

（五）连续监测重要吗？

决定患者预后的关键因素是筋膜切开术时机的确定。所有可用的数据清楚地表明，筋膜切开减压时间对肌肉损伤的进展至关重要。然而，也要考虑随着时间的推移，室压监测趋势的变化，以明确 ACS 的诊断，并确定是否需要进行筋膜切开术，当然除了需要立即进行手术的严重损伤病例或已确诊病例。目前的数据表明，如果使用单次的压力读数，那么很可能会导致不必要的筋膜切开率增加（过度治疗）。一项研究报道称，如果将 ≤ 30mmHg 的一次压力差作为诊断标准，并且不考虑随时间的变化趋势，则假阳性率为 35%。Kakar 等报道了在全身麻醉下采用髓内钉治疗 242 例胫骨干骨折的一项前瞻性研究。他们发现术前舒张压与术后血压有关，但与术中血压有明显差异。这项研究强调了使用连续测量的必要性，并且术中和术后即刻读数应谨慎使用。这当然也是笔者所在研究中心的经验。

我们建议，如果压差低于 30mmHg，但绝对压力正在降低（因此压差正在增加），此时对患者进行密切观察可能是最安全的，期望压差在短时间内恢复到安全水平。

（六）临床症状与压力监测相对比怎么样？

要明确压力测量是否可以很好地体现缺血程度，重要的是要考虑有哪些替代方法，即临床评估。与 ACS 发展相关的临床症状和体征有肿胀、肢体被动牵拉痛、与原发损伤不对称的疼痛、感觉异常和麻痹。这些症状和体征的诊断性特征见表 5-4。

表 5-4　急性骨筋膜室综合征的敏感度和特异度的临床症状及体征，以及 ICP 监测的诊断指标

症状或体征	敏感度（%）	特异度（%）	PPV（%）	NPV（%）
疼痛	19	97	14	98
被动牵拉痛	19	97	14	98
麻痹 / 功能改变	13	97	11	98
感觉异常 / 感觉改变	13	98	15	98
肿胀	54	76	70	63
ICP 监测	54	98	93	99

注：改编自 Duckworth 和 McQueen。PPV. 阳性预测值；NPV. 阴性预测值；ICP. 筋膜室内部压力值

肿胀几乎是所有 ACS 的普遍病因，且主观性很强。尽管在清醒和敏感度高的患者中，疼痛是 ACS 的重要早期症状；疼痛在大多数损伤后很常见，其具有主观性 / 患者依赖性，

但并不是所有 ACS 病例中都存在疼痛，如局部麻醉或无意识患者是无法进行疼痛评估的。疼痛的敏感度低，文献报道的有一定的假阴性 / 漏报率。现在认为感觉异常 / 感觉减退是 ACS 的晚期症状，敏感度、假阴性率也非常低。这种假阴性率排除了感觉异常作为准确诊断指标的可能性。骨筋膜室内肌肉麻痹也是 ACS 的晚期症状，表明筋膜室内软组织受到了不可逆性损伤。这种情况预后较差，在文献报道中，其综合敏感度和特异度最差。血供不足不是急性骨筋膜室综合征的早期临床症状，周围脉搏消失、苍白、毛细血管充盈减慢，这些都与需要行紧急血管造影或干预的急性血管损伤或基于急性骨筋膜室综合征可能需要进行的截肢术相关。重要的是，即使肢体远端有明显的动脉搏动，也不能排除 ACS 的可能性。一些研究尝试比较单独使用临床评估与筋膜室压力监测之间的差异。

在笔者所在的研究中心的一项研究中，报道了 25 例发生 ACS 的胫骨干骨折患者。其中 13 例患者接受了骨筋膜室内压力监测，12 例患者单独进行临床评估。未进行压力监测组从出现 ACS 到筋膜切开术有明显的时间延迟（16 小时差异；$P < 0.05$），晚期后遗症（91% vs. 0%；$P < 0.01$）和延迟愈合（延迟 8 周；$P < 0.05$）率也显著增加。

一项进一步的研究报道了 218 例患者，其中包括 109 例胫骨干骨折患者，他们进行了连续筋膜室压监测，并与 109 例仅做临床评估的对照组患者进行回顾性比较。笔者报道了以上两种评估方式下的筋膜切开术的比例（15.6% vs. 14.7%）。然而，患者的预后及筋膜切开减压的时机没有显著差异。这项研究的一个潜在不足是对照组每小时需进行一次临床查体，这可能会被认为与常规临床实践不符。

据我们所知，Harris 等是唯一进行前瞻性随机试验的学者。他们的研究包括 200 例胫骨干骨折，并随机将患者单独进行临床评估（$n=100$）或进行室压监测（$n=100$）。该研究中的 5 例 ACS 患者均属于临床评估组。在为期 6 个月的评估中，笔者选择了 ACS 晚期后遗症的主要评价结果。所报道的并发症包括感觉丧失、肌肉无力、挛缩和爪形趾，以及骨折不愈合。两组间总体并发症的发生率无明显差异（27% vs. 29%）。该研究的一个潜在缺陷是，行筋膜室切开术的手术指征是靠临床评估，是否使用压力监测仅由治疗外科医生自行决定。

诊断学表现特点（表 5-4）

持续有创筋膜室内压监测和临床症状（体征）的诊断学表现特点详见表 5-4。笔者所在的研究中心已经报道了一组 850 例成年患者急性胫骨干骨折，使用裂隙导管技术对小腿前骨筋膜室内压进行测量，把 $\Delta P \leqslant 30mmHg$ 的阈值超过 2 小时作为行筋膜切开减压术的手术指征。他们以 11 例假阳性和 9 例假阴性病例展示了骨筋膜室内测压作为手术指征的优势。为了获得与这些相似的特性，Ulmer 等在他们的临床评估的系统回顾中认为需要 3 种临床症状才能确诊 ACS。第 3 种临床症状是肌肉麻痹——一种与肌肉不可逆性损伤有关的症状。临床表现不典型的孤立症状和体征更容易排除 ACS，而不是确诊 ACS（表 5-4）。

三、局限性和缺陷

ACS 仍然是一种灾难性的并发症，并与患者发病率和高额的诉讼费用相关。加拿大一项为期 10 年的报道显示，由于早期临床诊断的延迟或对 ACS 的误诊，有 77% 的原告留下了永久性残疾，有 55% 的案件判决有利于原告或做出一个不利于医生的判决。尽管所有这些证据都强调了延迟诊断的问题，但对这种疾病的临床评估仍然非常缺乏一致性。

有关 ACS 文献的一个局限性是我们如何确认 ACS 的发病时间（如确诊的时间），以及筋膜切开术的时间。在急性创伤的临床工作中，笔者认为筋膜切开术的时间最好从入院开始时确定，因为这是患者病程中最容易确诊的时间。但挤压综合征明显是一个例外，因为这种损伤的本质与长时间的挤压有关，很难确定明确的发病时间。

目前就骨筋膜室内压力监测的价值、筋膜切开术和 ACS 预后的前瞻性中、远期疗效，还缺乏高质量的数据。关于压力测量技术的各种诊断性能特征的文献报道也非常少，同样与这些技术相关的诊断方案也很少。文献中的大部分数据都与成年人和小腿远端 ACS 有关。我们需要更多关于 ACS 青少年患者的数据，以及身体其他部位 ACS 的数据。这些数据将有助于我们在这些患者群体中建立使用压力监测的适应证、阈值和指南。在儿童患者中，应该要考虑到其舒张压通常较低，可能使用平均动脉压（MAP）是计算压力差的更优选择。

最后，当前文献中，确诊 ACS 关键问题之一是缺乏公认的参考金标准。鉴于已知发病率低于 30%，常规的统计方法可能不够严格，需要其他的方法，如潜在类别分析和贝叶斯定理来准确计算各种诊断方法的 ACS 特性。

四、展望

与临床症状和体征相比，考虑到持续动态压力监测的良好临床表现特点，我们认为单纯依靠症状、体征不能成为确诊 ACS 的金标准。持续的压力监测对所有有可能发展为 ACS 的患者都是有益的，而且是需要普及和接受的临床指南，以便管理急性创伤患者并早期进行 ACS 诊断。通过采取动态测压，可能会让我们在治疗 ACS 过程中获得巨大的进步。很明显，最终的目标是对 ACS 的临床体征与持续压力监测进行一项充分有力的大型多中心前瞻性随机对照试验。然而，"霍桑效应"（Hawthorn effect）之所以在这里发挥作用，是因为这种试验的临床评估频率及严格程度有可能在日常临床实践中得到改进。

目前文献中一直持续探讨无创筋膜室压力测量和血流测量的作用。其潜在的优势是毫无疑问的，但至今为止这些技术的应用在文献中还未得到充分的验证。近红外光谱法是利用放置在皮肤上的探针来测定肌肉组织中含氧血红蛋白的程度。实验数据表明，它与组织压力有一定的相关性，在健康人群志愿者中也是如此。超声扫描检查动脉时，动脉搏动引起筋膜位移的作用仍不清楚。有研究试图将健康志愿者中骨筋膜室内压力读数 > 30mmHg 与筋膜位移联系起来，据报道其敏感度为 77%，特异度为 93%。这项技术的明显缺陷是低血压患者的敏感度可能会降低。

有关预防或减少 ACS 影响的方法也是未来工作的发展方向。通过静脉给予高渗液体来降低筋膜室压力的方法的研究工作已经开始，但在临床上从未获得成功。然而，一项针对人体受试者的试验表明，使用组织超滤技术去除筋膜室中的液体可以降低筋膜室压力。这项技术在临床上是否有用还有待观察。也有研究表明抗氧化剂对 ACS 的潜在作用，并报道了一些有前景的发现，下一步将扩展到人类研究。

关键信息

- 疼痛是 ACS 进展的主要症状。然而，据报道单独的临床症状和体征不具有充分的诊断学特点，文献中每种症状和体征的敏感度在 13% ~ 54%。

- 目前已报道在使用裂隙导管技术和压力差阈值 < 30mmHg 2 小时以上作为标准诊断 ACS 时，持续动态骨筋膜室内压力监测有高敏感度（94%）和高特异度（98%），尤其具有诊断意义。

- 应将持续动态骨筋膜室内压力监测作为一种辅助诊断用于所有有可能发展为 ACS 的患者，其中年轻人是发病率高的高危人群，而且文献报道胫骨骨干骨折是发生 ACS 最常见的损伤。

- 患者和外科医生都需要认识到，当使用筋膜腔内压力监测诊断 ACS 时，会不可避免地出现应用不必要的筋膜切开术（假阳性）的风险，而不是漏诊 ACS（假阴性）的风险。

- 通过血流或 pH 计算组织灌注压的非侵入性技术，以及实施可能降低 ACS 影响的干预措施，依然是未来的研究方向。

（凌　赫　王洪涛　译　关升升　校）

第 **6** 章 压力测量的局限性

David J. Hak and Cyril Mauffrey

1975 年，Matsen 确认筋膜室压力增加是骨筋膜室综合征统一及核心致病因素。与此同时，Whitesides 发表了一种测量组织压力的方法。虽然压力是骨筋膜室综合征的一个重要因素，但更直接的因素是细胞缺血。组织缺血是骨筋膜室综合征的关键因素，但目前尚无评估组织缺血严重程度和持续时间的方法。因此，骨筋膜室压力测量已被用作组织缺血的替代测量方法。

虽然许多临床医生认为骨筋膜室综合征的诊断是基于外伤病史和体检结果的临床诊断，但在某些情况下，筋膜室压力测量是一种有效的辅助诊断试验。这包括不能进行临床检查或临床检查不可靠的患者，如有相关高风险损伤因素的反应迟钝的患者。当患者的临床检查结果不清楚时，通常也推荐进行骨筋膜室压力测量，这可能包括由于直接的神经损伤而出现运动瘫痪或感觉改变的情况。剧烈和逐渐加重的疼痛被认为是诊断骨筋膜室综合征最重要的临床表现，但疼痛剧烈程度表现在不同的患者之间可能有很大的不同。当患者出现剧烈疼痛的症状时，尽管临床认为这种损伤不可能导致骨筋膜室综合征，但筋膜室压力测量仍可以帮助排除该患者是否发生骨筋膜室综合征。

对存在骨筋膜室综合征风险的患者进行诊断和治疗决策时，使用筋膜室压力测量有许多局限性。对于诊断骨筋膜室综合征的特定压力值，目前还没有达成一致意见。不同的组织和个体对筋膜室压力升高有不同的反应。由于压力升高的时间未知，临床医生无法通过单次压力测量评估缺血的程度。此外，由于技术误差，测量不准确是很常见的，测量位置相对骨折位置的不同，压力可能会有很大差异。因此，大多数学者建议压力测量必须结合临床表现和检查结果进行综合分析。

一、定义压力测量阈值的问题

各种绝对压力测量值最初被推荐作为诊断骨筋膜室综合征的阈值。1978 年，Mubarak 建议绝对阈值为 30mmHg。他基于猫和犬的正常肌肉毛细血管压力为 20 ～

30mmHg 的研究结果得出这个值，以及在接受胫骨截骨术的患者中，临床疼痛和感觉异常最先出现在 30mmHg 左右。笔者指出，当筋膜室压力 > 30mmHg 时，毛细血管压力不足以维持肌肉毛细血管的血液流动，并指出使用接近毛细血管血压（20 ~ 25mmHg）的数值作为减压的标准是谨慎的。虽然作者建议将 30mmHg 作为临界值，但他们注意到，没有一个对所有人都适用的压力值。还有学者指出，一些压力在 30 ~ 40mmHg 的患者很可能在没有行筋膜切开减压术的情况下就恢复了。笔者进一步指出，"临界压力谱的存在取决于许多变量，包括所使用的测量技术"。

对 30 名有骨筋膜室综合征风险的患者进行的临床研究表明，较高的绝对压力阈值为 45mmHg，其中所有最大筋膜室压力在 45mmHg 或更低的患者都不需要行筋膜切开减压术，并且在随访中也没有发现漏诊骨筋膜室综合征的情况。笔者指出，"也许在这一系列患者中最重要的观察结果是，个体对增加的组织压力有不同的耐受性。因此，在这一系列存在骨筋膜室综合征风险患者的研究中，一部分患者表现出神经肌肉损害症状，而另一部分患者则没有。"笔者指出，假设患者血压、血容量和外周血管系统正常的情况下，他们把组织压力超过 45mmHg 作为手术切开减压的相对指征，但笔者也指出，这一相对指征必须根据患者的整体情况，以及症状、体征和压力测量的趋势进行调整。笔者强调，为筋膜切开减压术明确一个绝对阈值是很困难的，并指出，"临界压力的概念是有局限性的，超过临界压力均应进行手术减压。如果选择一个较低的压力值作为临界压力，那么所有明确诊断的骨筋膜室综合征的患者肯定会被包括在内。然而，如果选择较高的压力值作为临界压力，则有可能会发生过多治疗的现象"。

Whitesides 提出了如今被广泛接受的压差阈值的概念。他指出，在临床测量压力时，应结合患者的舒张压来评估筋膜室压力。需要注意的是，"当筋膜室压力上升到与舒张压差为 10 ~ 30mmHg 时，组织就开始缺血了。当组织压力上升到与舒张压差为 10 ~ 30mmHg 时，如果患者同时伴有其他骨筋膜室综合征的症状或体征，通常应进行筋膜切开减压术。"这一压差阈值的概念有助于解释其他学者指出的绝对压力的可变区间值。舒张压升高的患者可以忍受较高的筋膜室压力升高而不会出现局部缺血，而低血压患者可能会因筋膜室压力轻微上升而出现组织缺血。

在一项前瞻性研究中，McQueen 和 Court Brown 使用留置导管监测了 116 名胫骨骨折患者的前筋膜室压力，并跟踪他们寻找漏诊骨筋膜室综合征所留下的后遗症。3 例压差 < 30mmHg 的患者需行筋膜切开减压术。他们报道，如果使用 30mmHg 的绝对压力值，43% 的患者会接受不必要的筋膜切开减压术。而以压差阈值（ΔP），即筋膜室压与患者舒张压的差值 < 30mmHg 作为筋膜切开减压术的指征，则不会发生骨筋膜室综合征漏诊病例。然而，3 名接受筋膜切开减压术患者的压差阈值下降的实际持续时间并不清楚。在一项包含 850 名患者的更大规模的回顾性研究中，McQueen 及其同事报道了他们使用 < 30mmHg（ΔP < 30mmHg）的压差阈值超过 2 小时作为诊断骨筋膜室综合

征的标准。如果外科医生切开筋膜时观察到肌肉膨出并伴有颜色改变或坏死，则认为骨筋膜室综合征的诊断是正确的，而如果能够在筋膜切开后 48 小时内关闭筋膜切口，则认为骨筋膜室综合征的诊断是不正确的。他们计算出，使用 $\Delta P < 30mmHg$ 超过 2 小时作为诊断指征对骨筋膜室综合征诊断的敏感度为 94%，特异度为 98%，阳性预测值为 93%，阴性预测值为 99%。

相反，Janzing 和 Broos 对 95 名患者进行了一项前瞻性研究，他们对 95 名胫骨骨折的患者进行了 24 小时的前筋膜室压力测量，并对这些患者进行了 1 年的跟踪随访。有 18 名患者出现骨筋膜室综合征，其中 14 名患者接受筋膜切开减压术，4 名患者在随访时发现有后遗症，如足趾挛缩、感觉减退和肌肉无力。他们发现，是否被诊断为骨筋膜室综合征的患者之间，压差值有很大的重叠。尽管有 19% 的患者被诊断为骨筋膜室综合征，但如果他们使用 $\Delta P < 30mmHg$ 作为诊断依据，则会有 45.4% 的患者被诊断为骨筋膜室综合征。他们发现，在有和没有被诊断为骨筋膜室综合征的患者之间，压差值有很大的重叠。这些学者得出的结论是，似乎没有能够将特异度和敏感度结合在一起用于诊断骨筋膜室综合征的阈值，并告诫使用 $\Delta P < 30mmHg$ 作为指征可能会导致不必要的筋膜切开减压术。笔者指出在使用压力测量确定诊断骨筋膜室综合征的阈值时所面临的两难境地。他们可以选择一个特异度高的标准，但这可能会漏诊骨筋膜室综合征的患者，或者他们也可以选择一个敏感度高的标准，但这可能会导致患者接受不必要的筋膜切开减压术。

二、关于单次压力测量的问题

对筋膜室压力进行单次测量只能提供有限的信息。它没有提供之前几个小时的压力信息，也没有预测随后几个小时的压力数值。因此，单次升高的压力测量值可能无法准确反映筋膜室内任何实际缺血改变的存在或持续时间。

研究人员研究了 48 例胫骨骨折的 46 例患者，这些患者在临床上没有被怀疑是骨筋膜室综合征，并在麻醉诱导后测量了 4 个筋膜室的压力值。不管压力测量结果如何，他们都没有进行任何筋膜切开减压术，在术后 6 个月，所有患者都没有出现骨筋膜室综合征的漏诊。当他们将筋膜室压力测量值与患者术前的舒张压进行比较时，35% 的患者 $\Delta P < 30mmHg$，24% 的患者 $\Delta P < 20mmHg$，22% 的患者绝对压力值 > 45mmHg，但这些患者均未行筋膜切开减压术，也未出现漏诊骨筋膜室综合征的后遗症。这些研究人员得出结论，单次测量筋膜室压力高估了骨筋膜室综合征的发生率，并可能导致不必要的筋膜切开减压术。在没有临床症状的患者中使用 $\Delta P < 30mmHg$ 的标准来诊断骨筋膜室综合征，假阳性率为 35%。

O'Toole 及其同事报道，在同一级别 I 级创伤中心工作的创伤学家中，诊断和治疗骨筋膜室综合征的比率存在很大的差异。在对 386 例胫骨骨折患者的回顾中，不同外科医生对骨筋膜室综合征的诊断率在 2% ～ 24%（$P < 0.005$）。同样值得注意的是，外科医生测量筋膜室压力时也出现了类似的情况，这似乎与他们的骨筋膜室综合征诊断率大致相同。虽然这项研究没有对骨筋膜室综合征进行解剖学检查，但人们普遍认为，一旦测量了筋膜室压力，就会降低行筋膜切开减压术的门槛。

三、关于测量准确性的若干问题

许多研究已经验证了筋膜室压力测量的准确性。这些研究验证了使用的针的类型、技术（方法）和压力测量的位置。

研究人员比较了 3 种类型的针头在急性骨筋膜室综合征犬模型中的表现。测试的针头包括标准端孔针头，侧孔针头和裂隙导管。关于使用标准口径针头的一个问题是，针头内的软组织堵塞会妨碍压力测量的准确性。研究人员发现裂隙导管和侧孔针头之间没有统计学差异。然而，标准端孔针测量值始终高于其他两种方法（$P < 0.001$）。

另一项研究也证实了用标准端孔针测定筋膜室压力值偏高。这项研究比较了商用压力监测仪（Stryker，Mahwah，NJ）、动脉管路监测仪和 Whitesides 所描述的使用静脉导管的技术，发现 Whitesides 技术误差最大，其测量值离散度在临床上难以接受。

Whitesides 医生反驳了报道的标准斜尖针和 Whitesides 技术不可接受的可靠性，称这一发现与他累积的临床和研究经验相反。他指出，当正确使用少量生理盐水冲洗以确保组织和压力监测仪之间的液体连续性时，该技术具有可接受的准确性。他们使用相同的传感器和监测仪在梭状肌的同一区域同时测试了 3 种不同的装置（裂隙导管、侧孔针头和标准 18 号斜针头），以防止肌内压增加，并指出侧孔针头、裂隙导管和标准 18 号斜头针在统计上是等效的。

在 Whitesides 最初对筋膜室压力测量的描述中，使用了 1.25mm 的毛细管，而目前的技术通常使用内径为 3mm 的静脉注射管。当使用内径为 3mm 的静脉注射管时，这种直径上的差异使得在压力测量过程中更难区分平面、凸面和凹面的流体半月面。如果不能使用电子传感器进行压力测量，Whitesides 和他的同事建议取连续几次盐水测量的平均值。

研究人员还强调了与测量筋膜室压力技术相关的问题。在这项研究中，笔者在尸体标本上建立了一致的小腿骨筋膜室综合征模型。观察了包括住院医生、研究员和主治医生等 38 名医生使用商用筋膜室压力测量设备测量小腿的 4 个筋膜室。只有 31% 的测量使用了正确的技术。在 39% 的测量中，技术上有微小的错误。这些微小的错误包括调零后无法保持插入角度，未使用适量生理盐水冲洗，以及两次测量之间的调零不一致。在剩下的 30% 的测量中，使用者犯了非常严重的错误。这些问题包括没有正确组装监测仪的部件，没有排空注射器/传感器设备中的空气，没有在插入前将监测仪调零，将监测仪放在皮下调零，以及没有将针插入正确的解剖位置。

在使用正确测量压力技术进行的 31% 的标本测量中，只有 60% 的测量结果测出了 5mmHg 的正确筋膜室压力。在 39% 的测量筋膜室压力技术上有微小错误的标本测量中，只有 42% 的测量结果测出了 5mmHg 的正确筋膜室压力。在 30% 的测量筋膜室压力技术上有严重错误的测量标本中，仅有 22% 的测量结果测出了 5mmHg 的正确筋膜室压力。

研究人员得出结论，筋膜室压力测量中出现误差是常见的。虽然正确的操作提高了准确度，但这些测量中只有 60% 的测量结果是在已知筋膜室压力的 5mmHg 范围内。考虑到他们的发现，研究人员警告不要假定测量精度，报道的测量值应视为在一定范围内，而不是绝对值。

另一组研究人员比较了 26 名疑似骨筋膜室综合征患者的 3 种测量方法，测量了 31 条受伤肢体的 97 个骨筋膜室。所使用的测量方法是对 Whitesides 针式压力计技术的改进，使用带中心静脉压监测仪的 18 号直针、电子传感器尖端导管（Depuy Synthes，West Chester，PA）和固态传感器室内导管（Stryker，Mahwah NJ）。3 种方法的总体组内相关系数为 0.83（范围为 0.77～0.88），表明有令人满意的一致性。每个筋膜室测量的平均差为 8.3mmHg（范围为 0～51mmHg），而 27% 的测量结果显示主要差异超过 10mmHg。笔者得出结论，这些方法在测量筋膜室压力方面是相似的，但并不完全可靠。他们强调，虽然所有的方法似乎都有助于骨筋膜室综合征的诊断，但筋膜室压力数据，特别是单次压力测量数据，必须根据临床表现进行解释。他们建议不要将单次压力测量结果作为个人是否行筋膜切开减压术的主要决定因素，并强调必须结合患者的整体临床表现来考虑特定的数值。

影响测得的筋膜室压力值的另一个因素是相对于骨折端的测量位置。在连续 25 例闭合性胫骨骨折患者中，在骨折水平和近、远端各 5cm 的位置测量筋膜室压力。筋膜室内压力峰值多见于骨折水平，且多位于距离骨折部位 5cm 以内。测量的压力值，随着离最高压力测量位置的距离增加而递减。最值得注意的是，最大压力测量点附近 5cm 处压力通常会出现 20mmHg 的递减。

（陈丁泉　译　许国杰　校）

第7章　筋膜切开术：上肢

Kyros Ipaktchi，Jessica Wingfield, and Salih Colakoglu

一、背景

- 早期筋膜切开减压术是上肢骨筋膜室综合征的标准治疗方法，其可阻止前臂和手部肌肉发生不可逆性挛缩（即缺血性肌挛缩，由 Volkmann 教授最早提出）的进程。骨筋膜室综合征是一种严重的骨科并发症，其可造成不可逆性肢体功能障碍，甚至截肢，同时也是骨外科临床诊疗工作中最常见的医疗纠纷原因之一。

- 鉴于上肢有较高的易损伤性和骨筋膜室综合征的高发病率（急性骨筋膜室综合征发病率中前臂排第二位），且上肢在日常工作及生活中发挥重要的生理功能（如手的握、捏等）；故而有学者认为，上肢骨筋膜室综合征导致的肢体伤残程度远高于下肢。

- 对于上肢骨筋膜室综合征的高危患者，应高度警惕被动牵拉痛，进行性加剧的疼痛，以及对镇痛药物需求的异常增大等临床症状，以免漏诊。

- 上肢骨筋膜室综合征的致病原因与身体其他区域筋膜室综合征类似，主要为各种因素所致的筋膜间室外压力异常增加（如外部压力的增加，如石膏、敷料和重力），筋膜间室内压力增大（如局部出血、局部骨折移位），或缺血时微血管屏障的损伤、烧伤和内毒素。此外，其他的致病因素还包括医源性静脉液体外渗、上肢动脉置管操作、电击伤等。

- 上肢骨筋膜室综合征最常见于前臂，前臂有 3 个恒定的筋膜室（即掌侧浅室、掌侧深室和背侧间室），其中大部分肌肉集中在屈肌间室内（包括掌侧间室和外侧间室），此外，手部也存在 10 个固定的筋膜间室，相应筋膜间室受累，以及将出现对应的症状；常见的损伤原因包括挤压伤（爆炸手外伤综合征）、骨折、脱位及药物外渗。

- 在进行上肢骨筋膜腔室综合征筋膜切开减压术时，必须特别重视对屈肌深间室的减压，因为该间室内屈肌肉组织缺少侧支循环缺少血供，使其对组织缺血的耐受性差，更容易发生缺血性损伤。

二、建议

病理生理学改变

骨筋膜室综合征的本质是血管床和周围软组织之间的压力梯度降低而引起组织缺血、缺氧的症候群。其致病原因在于，各种因素导致的筋膜室内（外）压力异常增高。

有学者研究表明，骨筋膜室综合征的严重程度为取决于缺血时间、筋膜室内压力的大小及组织损伤程度。因此，对于骨筋膜室综合征建议区分不同阶段并针对性制订治疗方案，以指导临床。例如，对于尚未确诊的急性骨筋膜室综合征可以分为急性可逆性骨筋膜室综合征（伤后＜8小时）和急性不可逆性骨筋膜室综合征（伤后＞8小时），其治疗方案与已确诊的急性上肢骨筋膜室综合征和骨筋膜室综合征晚期导致的上肢缺血性肌挛缩（Volkmann 挛缩）等完全不同。而对于慢性劳损性骨筋膜室综合征，可以视其不同的原始损伤性质，相应采取不同的治疗方案。

三、诊断

筋膜室综合征的早期诊断和处理至关重要，尤其在尚未出现不可逆转的损害之前。上肢骨筋膜室综合征的诊断主要依赖于早期典型的临床症状，如被动牵拉痛、对镇痛药物需求的异常增加；既往文献中提及的骨筋膜室综合征典型征象"5P/6P"征，往往提示骨筋膜室综合征迁延至晚期，此时已出现肢体功能不可逆性损伤，因此，不推荐用于早期骨筋膜室综合征的诊断。

组织压力测量，特别对于神志不清的患者，仍然是临床上诊断骨筋膜室综合征的重要参考。对于压力参考值，已经由最早 Matsen 所描述的组织压力绝对值，转变为如今的组织压力差值即舒张压 / 平均动脉压与筋膜室室压力的差值（$\Delta P=DBP/MAP - ICP$），当 $\Delta P < 30mmHg$ 或 $20mmHg$ 时，为筋膜切开减压的指征。

在使用压力测量装置时，侧孔或裂隙导管比直导管具有更高的精度。此外，研究还表明，在单个腔室内测量的压力会随着与骨折部位距离的变化而发生明显变化。因此，建议重复测量时采用标准化的测量方法和测量位置。而对于上肢骨筋膜室综合征中最常受累及的屈肌深间室，标准的筋膜室组织压力测量方法已经有学者进行详尽的描述。

四、治疗

对于骨筋膜室综合征高危患者，必须密切观察、积极非手术治疗并详细记录病情（每小时 1 次）。具体措施包括：首先，去除可能加重肢体压迫的衣物、敷料和石膏夹板等外固定物；其次，积极提高组织的氧合量（被视为预防骨筋膜室综合征的关键）；此外，科学的内科治疗也决定着治疗的成败，其包括全面液体复苏，优化血压和组织氧合，以及保持肢体轻度抬高于心脏水平（过度的肢体抬高，将进一步降低灌注压，降低 ΔP，从而增加组织损伤）。

如果非手术治疗不成功或在非手术治疗过程中出现急性骨筋膜室综合征的表现，必须急诊行筋膜室切开术，以便有效地减小组织压力和挽救肢体功能。

与身体其他部位筋膜切开术类似，对于上肢骨筋膜室综合征而言，通常建议手术减压切口必须与相应肢体的筋膜轴向平行，并做筋膜室的全长、充分切开。手术操作时，务必注意保护切口邻近的上肢皮神经（如臂内、外侧皮神经），同时做到筋膜室内容物的彻底减压。为保护上肢关节的运动功能及肢体重要的神经血管束，使其免受不恰当减压切口的损伤，建议采用弧形减压切口，并避免切口直行跨越肢体屈侧关节面的皮纹。

在上臂（肱骨）水平，有 3 个筋膜室：掌侧（前）间室，包含二头肌、肱肌和喙肱肌，可通过前或前外侧入路切开减压；后侧间室，包含有肱三头肌；三角肌间室，包含三角肌；而后两个筋膜室可以通过后外侧入路进行减压，操作时注意彻底松解紧张的三角肌外膜。

对于上肢骨筋膜室综合征中最为常见的部位 - 前臂，掌侧切开减压时必须确保将掌侧屈肌的浅层和深层筋膜间室都彻底切开，并包括屈肌深筋膜室间室的肌间隔（如 PQ、FDP、FPL）；此外，肢体的腱膜组织必须要做充分松解，如腕管。背侧伸肌筋膜室减压，可通过背侧正中的直切口，同时外侧肌群也必须通过掌侧或背侧入路直接减压。

考虑到筋膜室切开减压伤口所导致的神经血管束裸露问题，当进行前臂切开减压时，可以选择标准的 Henry 切口结合 Brunner 的"Z"字延长方法，减压范围由腕管延伸至肘窝即可。该切口优势在于：最大程度地保留前臂桡侧皮瓣，该皮瓣在腕横纹处由尺侧跨越至桡侧可有效地覆盖保护正中神经，同时保留了前臂的桡动脉皮瓣，即为二期修复手部复杂软组织缺损保留了供区；而对于特殊的损伤类型，如烧伤或电击伤等类型，往往需要行烧伤焦痂切开和神经血管束松解。

对于手和手指的骨筋膜室综合征，由于这些筋膜室周围包裹着致密的皮肤且内含复杂的解剖结构，因此进行切开减压时必须采用标准的切口以降低继发性损伤。在手的掌侧，建议平行于大（小）鱼际皮纹的减压切口，可以有效地释放该间室内压力的同时，保护局部重要的神经血管束；往往上肢骨筋膜室综合征的前臂切开减压切口大多延伸至腕管并做腕管联合切开，但若单独行腕管切开减压则建议切口向近端延伸 4 ～ 5cm 并切开前臂掌侧的深筋膜。在手的背侧，建议采用位于第一、第二及第三、第四骨间间隙上的 2 个纵向减压切口，建议这 2 个切口平行于掌骨干长轴且切口间务必保持足够宽的皮肤连接桥。当松解手指的筋膜间室时，必须避免指神经损伤；因此建议在拇指和示指上做桡侧切口，在示指和环指上做尺侧切口。这些单侧或中轴切口穿过 Cleland 韧带和神经血管束的背侧，从而有效地缓冲局部神经血管等组织的压迫。

上肢筋膜室切开减压术后为恢复满意的肢体功能，康复治疗必须在术后立即开始。

包括术后在手术室，即将患肢用石膏固定于功能位（尤其是手部切开减压术后），消肿治疗、伤口的覆盖等。其中，重要功能部位的创面需要优先覆盖，创面覆盖的方法则包括皮瓣转位、游离皮片移植及皮肤牵张技术。在治疗过程中，务必避免由于创面闭合导致相应筋膜室压力增高而继发的医源性骨筋膜室综合征。

五、局限和不足

然而在尚未发生不可逆性功能障碍的阶段，对骨筋膜室综合征进行正确诊断和早期治疗仍是一个难题。由于骨筋膜室综合征的发病因素较为复杂且病情呈进行性发展，同时缺乏详尽的临床记录和高效的治疗团队，因此在临床上往往容易漏诊。

由于担心切开减压延迟引发的不良预后和可能存在的医疗纠纷，尤其对于无法配合临床检查、意识障碍及儿童患者，因难以通过骨筋膜室综合征典型的临床体征进行诊断，故而在临床上可能存在将筋膜室切开手术指征过于放宽的倾向，尽管这对创伤的肢体而言无疑是雪上加霜。

从法律的角度来看，医疗纠纷中患方胜诉的因素在于：骨筋膜室切开减压的时机被延误，即切开减压时间超过确诊为骨筋膜室综合征之后的 8 小时；因此，原告律师很容易辩称肢体功能的损害是由于延迟切开造成的，而与原始创伤无关。其次，在上肢骨筋膜室综合征中减压不彻底是影响疗效的重要因素；例如，前臂减压切口未切开屈肌深筋膜、未松解相应神经血管束（肘窝或腕管）、切口未跨越腕管松解至手部等。此外，上肢的医源性骨筋膜室综合征也需要特别关注，其常发生于在前臂骨折缝合深筋膜或早期闭合筋膜切开减压的伤口等操作。当发展至骨筋膜室综合征晚期或不可逆性缺血损伤时，再行切开减压将毫无益处，反而会增加感染率和截肢风险；因此对于疑似前臂和手部筋膜室综合征病例，应优先考虑行切开减压手术。

六、展望

目前筋膜切开术仍然是骨筋膜室综合征的成熟的手术治疗方法，但标准化的操作技术，以减少其发病率等方面仍有大量的工作需要不断完善。未来的研究方向主要为：如何改进诊断设备、避免治疗延误、优化伤口护理，以促进早期闭合创面，防止继发性肢体损伤。

与癌症患者疼痛管理方法类似，未来的研究将通过改进对低剂量镇痛系统的自动监测，以此发现早期骨筋膜室综合征的迹象。早期的研究表明，可应用预测算法提醒临床医生，对于特殊损伤类型和存在高危因素（如大出血、血管损伤和开放性骨折）的患者应警惕出现骨筋膜室综合征的风险。虽然该措施对有经验的专科医生来说可能相对简单，但为了避免漏诊骨筋膜室综合征，应该积极采取一切预防措施。

目前正在研究并改进的压力传感器，以及监测组织 pH、肌肉微血管血流和氧合的复合式传感器，这包括用光体积扫描术和近红外光谱 -pH 探针测量灌注压。目前创新的实验方法是使用超滤导管实时测量肌肉损伤标记物（如 CK 和 LDH）的表达水平。

总而言之，各种诊断及监测方法的更新和改进，可有力地提高临床骨筋膜室综合征的早期诊断水平。

关键信息

- 对于高危患者，即使在未出现典型的临床症状之前，外科医生也必须警惕骨筋膜室综合征；并在某些特定情况下需进行预防性筋膜切开术（如高能量损伤所致的多发性骨折、缺血 - 再灌注损伤、昏迷患者）。

- 前臂深屈肌群由于血管供应较为单一和周围坚韧的筋膜包裹，因此外伤后易导致缺血和筋膜室高压，继而出现局部骨筋膜室综合征。

- 电击伤和烧伤患者，应进行神经血管束的松解和焦痂的切除，以预防骨筋膜室综合征的发生。

- 一旦确诊骨筋膜室综合征需急诊行筋膜室切开减压术。切开减压时必须以标准流程进行操作，以保护组织结构（如神经血管束、肌腱和关节），尤其在上肢；并注意避免因筋膜切开术后皮瓣肿胀导致长时间暴露和二次压迫，松解不彻底（包括二头肌腱膜的压迫）而产生的损伤。

- 早期功能康复，包括石膏夹板制动和加压包扎，在治疗上肢筋膜室综合征过程中是非常重要的，在筋膜切开术后即可进行。

- 包括护理人员、住院医生和观察者等在内的治疗团队之间有效的沟通是避免延误诊治的关键。对于尚未确诊骨筋膜室综合征的高危疑似病例，需进行密切监测并详细记录，以免延误诊断及治疗。

（郑明军　许国杰　译　关升升　校）

第8章 下肢骨筋膜室综合征

Cody M. Tillinghast and Joshua L. Gary

一、介绍

急性骨筋膜室综合征是一种危及四肢乃至生命的外科急症。下肢骨筋膜室综合征的发生机制通常与高能量损伤有关；然而，存在低能量或穿透性损伤、血管损伤或挤压伤及长时间制动等损伤因素时，均应保持高度警惕。类似骨筋膜室综合征的表现甚至在糖尿病、甲状腺功能减退、恶性肿瘤、病毒性肌炎、肾病综合征和出血性疾病中都有记载。大多数研究人员习惯于将下肢骨筋膜室综合征定义为小腿表现的筋膜室症状，但其他部位如臀部、大腿和足部也可能出现相同的病变。由经验丰富的医务人员进行连续动态的体格检查仍然是确诊的最佳依据，而筋膜室间的压力测量是最有效的辅助检查手段，尤其是在无法进行全面体格检查时。与许多肌肉骨骼疾病不同，骨筋膜室综合征的治疗比准确诊断更容易。及时行筋膜室切开减压并释放所有受累的肌筋膜室，可防止因漏诊骨筋膜室综合征而导致危及生命和肢体的后遗症。尽管行筋膜室切开手术会导致大量失血和增加感染的风险，并且通常需要用皮肤移植闭合创面，但它可以防止不可逆的缺血性组织损伤和终身残疾。我们希望读者可应用本章知识来帮助诊断和治疗潜在的骨筋膜室综合征患者。

二、病理生理学

骨筋膜室综合征是筋膜室压力超过灌注压力，导致组织缺血和最终坏死的结果。在局部损伤、外伤或其他损伤后，出血或炎症使得一个室间隔体积增加，导致局部组织水肿。人体内的筋膜室体积有限，弹性扩张能力有限，局部组织水肿会导致压力水平相应增加。组织压升高与静脉压升高相对应，从而降低动静脉压力梯度。当这种梯度降低时，通过毛细血管的微血管流量下降，导致组织灌注不足，进而导致组织缺血改变。缺血4～8小时后可能会导致肌肉组织永久性损伤。内皮细胞的缺氧损伤导致血管壁通透性进一步增加，随着静脉流出量的减少，局部水肿和压力增加持续存在，最终肌肉坏死导致肌红蛋白释放到血液中，并伴有相关的代谢性酸中毒和高钾血症。损伤的严重程度取决于所涉及的肌肉隔室的范围和缺血变化的持续时间。最严重者可能会出现心律失常加重、肾衰竭、休克或体温过低。筋膜室切开手术消除了隔间室的体积限制，彻底改变了压力梯度，其首要目标便是恢复组织灌注。

三、临床管理决策和骨筋膜室综合征的漏诊

应使用高级创伤生命支持（advanced trauma life support，ATLS）模式迅速评估所有出现高能量损伤机制的患者，以识别和治疗危及生命的损伤。长期制动后就诊的患者应根据其体征和症状进行评估。缺血再灌注损伤可在血管损伤或长期压迫损伤后发生。挤压综合征（Bywater 综合征）是一种创伤性横纹肌溶解症，挤压伤造成的细胞坏死导致血清肌红蛋白和钾离子增加，进而导致酸中毒和肾衰竭。治疗时可增加使用碳酸氢钠进行液体复苏，有助于稀释因肌肉坏死而增加的肌红蛋白和尿素浓度，并中和相关的代谢性酸中毒，从而预防及抑制急性肾小管坏死和肾功能障碍。

建议使用 Foley 导管以确保充分的液体复苏和监测肾衰竭。深色、茶色的尿液提示肌红蛋白尿和正在进行的横纹肌溶解症。连续血清肌红蛋白水平也可能有益于诊断并且指导是否需要持续液体复苏。没有急性骨筋膜室综合征的创伤患者的肌红蛋白水平也有可能会升高，尤其是全身多处肌肉损伤者。随着肾功能的下降，肌红蛋白水平升高提示患者的肌肉坏死正处于进展期，应及时进行筋膜切开减压术并清除坏死的肌肉，而对于持续下降的血清肌红蛋白可以让临床医生降低对患者骨筋膜室综合征的担忧。

接受筋膜室切开减压术的患者经常会存在受伤组织、开放性伤口和（或）负压治疗技术（negative pressure wound therapy，NPWT）等引起伤口出血问题，因此建议进行必要的输血准备和筛查。输血也应该是休克创伤患者复苏的早期组成部分。

骨筋膜室综合征的诊断对于外科医生来说是一个难题，因为打开封闭的坏死筋膜室间隔会增加深部感染及其后遗症等重大风险。临床上经常可见到有持续疼痛数小时的患者，但他们的症状无须行筋膜室切开术可自行缓解。神经系统和潜在的血管损害可导致软组织坏死和潜在的肢体功能丧失。然而，如果没有术中对肌肉的直接检查，外科医生很难知道筋膜室中的肌肉是否能被保留。计算机断层扫描（CT）提供了软组织图像，可以帮助外科医生了解肌肉组织的任何异常情况和肌肉组织的坏死程度。尽管有足够的液体复苏，但肾功能持续恶化，也迫使外科医生进行筋膜室切开术减压，以清除坏死的肌肉组织（necrotic musculature），这些坏死组织是肌红蛋白、血清钾和组织凝血活酶的来源。骨筋膜室综合征导致的并发症和最终转归可能因组织坏死程度而异，包括心脏毒性、弥散性血管内凝血、肾衰竭和败血症，导致多器官衰竭或死亡均是其可能的并发症。

对于没有脓毒症或肾功能恶化迹象的患者，在没有持续疼痛的情况下，应保留肢体，可不必行筋膜室切开探查。

四、筋膜室内压力测量和连续监测

筋膜室内压力测量和连续监测的使用仍然存在争议。对于清醒和有知觉的患者，连续体格检查仍然是最好的诊断方法，疼痛是骨筋膜室综合征的标志性症状。意识清晰的患者出现骨筋膜室综合征的体征和症状，并且达到足以需要进行压力测量的情况时，应该在手术室进行紧急筋膜切开术。

筋膜室内压力测量对于因使用违禁药物或外伤性脑损伤而昏迷的患者特别有用；然而，这些测量仍不完善且缺乏特异性。筋膜室压力测量可以用市面上可买到的带有侧孔针导管或动脉导管的装置进行。提前设置绝对压力和 ΔP（灌注压）的阈值可防止骨筋膜室综合征的漏诊，但可能会导致许多患者进行不必要的筋膜切开术。在一项前瞻性研究中，对接受计划用髓内钉固定的胫骨骨折患者进行了 4 次术前筋膜室压力的测量。直到手术时，这些患者中没有任何一个达到临床怀疑骨筋膜室综合征的程度。然而，在绝对压力 $\geqslant$ 40mmHg 或 $\Delta P \leqslant$ 30mmHg 时，35% 的患者测量的压力值符合筋膜切开术的公认阈值。笔者随访了 6 个月，没有发现漏诊骨筋膜室综合征的患者。在另一项对于胫骨干骨折连续压力监测的前瞻性研究中也验证了这一点，其中绝对压力阈值为 30mmHg 或 40mmHg 会分别导致 43% 和 23% 的不必要的筋膜室切开术。该研究建议将 $\Delta P \leqslant$ 30mmHg 作为筋膜切开术的最佳指征，并强调一次性测量并不能排除后面发生骨筋膜室综合征的可能。持续压力监测可以避免不必要的切开减压，但需要许多医疗资源，如重症监护或更高级的护理，即使这种临床处理可能也不会改变最终结果。压力测量面临的难点和挑战包括很少有临床医生能够正确并恰当应用标准的测量方法并且坚持监测，同时即使测量技术上存在微小误差，也会使测量精度大幅度下降。总体而言，筋膜间室压力监测不应仅用作筛查工具，还应根据需要对临床怀疑或确诊骨筋膜室综合征提供证据。

五、臀部骨筋膜室综合征

臀部区域是发生骨筋膜室综合征的罕见解剖位置。大多数病例是由于长期饮酒或手术体位时导致患者四肢长时间地制动。对于长时间制动后到医院就诊的患者，应对所有四肢进行彻底检查。这些患者可能继发于酒精和非法药物使用，或可能由于神经退行性疾病而导致感觉变得迟钝，从而限制了医生进行完整的病史和体格检查。长时间的侧卧位或截石位手术是最容易产生症状的手术体位，最易导致臀部骨筋膜室综合征。创伤性损伤和臀部骨筋膜室综合征约占臀部筋膜室综合征病例的 20%。这些通常是对下腰椎、骨盆和臀部区域的挤压机制造成的。如果救治时间延长和（或）重物挤压臀部的患者后，临床医生应警惕发生骨筋膜室综合征的可能。其他可能的原因包括血管损伤、全髋关节置换术后硬膜外镇痛、抗凝、过度劳损或劳累，以及坏死性筋膜炎感染。臀部骨筋膜室综合征也经常与之前讨论的挤压综合征相关，因此预防肾衰竭和横纹肌溶解的全身并发症并且进行全身的治疗干预至关重要。

臀部区域有三个隔室：阔筋膜张肌（tensor fasciae latae，TFL）、臀中肌和臀小肌，以及臀大肌。臀大肌是三者中最大的，由臀下神经和血管供应。这块肌肉是大腿的主要伸肌和外旋肌，起源于后髂骨和骶骨背面，延伸到臀中肌并与后髂胫束相连。臀中肌位于臀大肌的深部和上外侧。臀中肌起于髂骨，止于覆盖臀小肌的大转子。臀上神经和血管供应臀中肌和臀小肌，这些肌肉一起形成位于臀大肌和 TFL 之间的单个筋膜室。TFL位于其自身的筋膜室，该筋膜室起源于髂嵴前和髂前上棘，远端与大腿近端的髂胫束融合。虽然坐骨神经不直接经过这些筋膜室，但由于臀肌过度肿胀或外伤性血肿，坐骨神经有发生压迫性神经病变的风险。

较为敏感的患者会出现臀部区域的剧烈疼痛，并可能主诉下肢感觉异常。体格检查会发现臀部紧张和疼痛，可有瘀斑和（或）Morel-Lavallee 病变。髋部内收和屈曲的被动运动时，因抵抗臀肌组织的正常运动，减少筋膜室容积，会加剧患者疼痛。

由于臀部骨筋膜室综合征罕见且查体有时受限，相对于下肢其他部位，外科医生可能会更频繁地使用筋膜室压力测量。有学者通过尸体研究发现，筋膜室压力测量的最佳位置，且其附近没有神经血管束。臀大肌进针位置应在髂后上棘下方和外侧 2cm 处。进针直到针尖接触髂骨翼，然后后退约 4mm 以确保定位在肌腹内。指向臀中肌 / 臀小肌筋膜室的测量针放置在髂骨翼中间 1/3 的髂嵴下方 2cm 处。类似上述进、退针方式进行定位。阔筋膜张肌筋膜室测量时针头位于大转子尖端前方 2cm 并以远 3cm 处。能够很容易感觉到深筋膜的突破感，同时继续进入 4mm 确保针头在肌腹内。

减压手术可以采取后外侧入路，包括 Kocher-Langenbeck 入路和 Gibson 入路。Kocher-Langenbeck 入路包括从髂嵴尾部和髂后上棘外侧起始的曲线或角形切口，沿股骨前外侧边缘延伸至下方的大转子尖端。Gibson 入路的不同之处在于，切口的近端部分不是向后方延伸，而是在阔筋膜张肌和臀大肌之间形成间隔，这样可以更容易进入阔筋膜张肌。所有三个臀部室间隔都可以通过这些方法进行可视化操作和减压（图 8-1）。减压时，评估肌肉的颜色、收缩性、协调性和出血情况，通过这些情况以指导进行进一步清创。这些手术方式还可以对坐骨神经进行探查，必要时进行神经成形术，这应该在每次手术探查时进行，特别是对于术前感觉异常或运动功能障碍的患者。诊疗的方式通常包括反复的检查、及时清创和延迟关闭切口等操作。

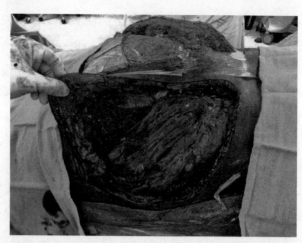

图 8-1　骨盆创伤后臀部骨筋膜室综合征，坏死的臀肌清创术（照片由 Chip Routt 博士提供）

延误诊断和治疗可导致永久性残疾。紧急手术减压可以极大提高完全康复的概率，但是远期的不良并发症包括慢性髋外展无力伴 Trendelenburg 步态或足部潜在的感觉和运动改变。对于臀部骨筋膜室综合征的治疗和漏诊是有争议的，更多地取决于患者的全身状况，而不是过多地关注臀部坏死肌肉组织。如果患者没有感染性肌坏死或横纹肌溶解症和肾功能不全，则不必进行清创。

六、大腿骨筋膜室综合征

大腿骨筋膜室综合征是典型的钝性创伤结果，机动车和摩托车车祸是最常见的原因。在 2010 年的回顾性调查中，研究者发现 90% 的病例归因于钝性创伤，44% 的病例与股骨骨折有关。其他原因包括枪伤、动脉损伤、凝血障碍或抗凝治疗、烧伤、过度劳累、再灌注损伤或外部压迫。

大腿有三个解剖分区：前、后和内侧。前筋膜室包括缝匠肌和股四头肌，它们都由股神经支配。股动脉和股静脉的近端部分也穿过该筋膜室，进入缝匠肌，直到它们从远端穿过收肌管。后室包括股二头肌、半膜肌、半腱肌和坐骨神经。腘血管束在大腿远端1/3 处由内侧向后部走向。内侧筋膜室由长收肌、大收肌、短收肌、股薄肌和闭孔神经血管束组成。

对于高风险患者的骨筋膜室综合征的诊断通常只需要进行体格检查。典型的症状体征与其他身体部位筋膜室症状相似，包括不成比例的疼痛、患侧压力增高、被动拉伸疼痛及相关的神经血管变化。各个室间隔可以单独进行被动运动查体，目的是减少室间隔体积，从而加剧疼痛症状而易于观察和发现。被动髋关节外展可以检查内收肌室间隔，膝关节屈曲用于检查前室间隔，膝关节伸展可以检查后室间隔。一些外科医生可能会选择使用室间隔压力测量来帮助确认高风险患者或对症状不明显患者进行诊断。

大腿骨筋膜室综合征的治疗方法是筋膜室切开减压术。前筋膜室是最常见的受累部位，内侧筋膜室受累较为少见。筋膜切开术可以通过一个单一的外侧切口进入前后室。筋膜室切开术从股骨大转子到股骨远端外侧髁的广泛纵向切口。髂胫束沿切口长度切开，股外侧肌从肌间隔向前反向切，减压前筋膜室。切开肌间隔膜减压后筋膜室；然而，这个切口应该远离股骨，以避免破坏靠近骨骼的穿支动脉。一旦前后筋膜室减压，内侧筋膜室很少需要减压；但是，如果内侧筋膜室仍然紧张，则必须进行单独的前内侧切口减压。

对股骨筋膜室综合征的系统回顾显示，约59%的股骨筋膜切开术伤口能够通过延期闭合而关闭；然而，约25%的患者需要植皮。大多数大腿筋膜室切开的创面需要多次清创，才能稳定软组织以延迟闭合或皮肤移植；这项研究最终的伤口愈合时间平均5天。

高死亡率和发病率与股骨筋膜室综合征相关。多发伤或感染患者的死亡率接近50%，一项系统评价显示，总的并发症发生率高达78%。该诊断与挤压综合征导致的肾衰竭的发生也有很高的相关性。在这篇综述中，存活患者中有超过50%的筋膜室切开患者发生伤口感染。许多患者有持续的感觉缺陷，运动无力，关节活动范围缩小，或慢性肢体疼痛。一项对于功能检查结果的研究发现，更差的结果与手术减压时间超过8小时，患者年龄在30岁以上，股骨骨折，初始损伤严重程度评分比较高，筋膜切开术时发现肌坏死等情况有关。高达40%的患者在股骨骨折后有永久性股四头肌损伤，本研究发现，在股骨骨折和大腿ACS患者中，超过80%的患者有持续性大腿无力。大多数患者的大腿肌肉力量永远无法完全恢复，并有长期的功能缺陷。股动脉急性闭塞综合征后，异位骨化也可能发生，尽管其临床影响因严重程度、部位而异。在8小时内减压会有更好的预后结果，通过患侧的力量和功能检查进一步证明了及时筋膜室切开术的积极作用。

七、小腿骨筋膜室综合征

急性骨筋膜室综合征最常见的发生部位是下肢。超过1/3的骨筋膜室综合征病例归因于胫骨干骨折。它可以有高能量和低能量的创伤，甚至非创伤的原因。机动车和摩托车伤害是最常见的原因；然而，挤压伤、烧伤、跌倒、运动伤、穿透伤、劳累和外周压迫都可能导致ACS。体育赛事，如美式足球和英式足球已经表现出与急性骨筋膜室综合征的发展密切相关，尽管是低能量创伤。其主要发病机制是，慢性劳损引发的局部组织损伤和慢性炎症反应，常见于肌肉发达的年轻患者，这些损伤可能不足以破坏腿部的筋膜室边界，但可使筋膜室压力增大，进一步发展成为急性骨筋膜室综合征。尽管开放性骨折并不妨碍骨筋膜室综合征的发展，但研究表明，严重开放性胫骨骨折可降低急性骨筋膜室综合征的风险。无论其机制如何，所有胫骨骨折患者都应通过一系列检查严密观察，以确定是否有可能发展为急性骨筋膜室综合征。

小腿有前筋膜室、外侧筋膜室、后浅筋膜室和后深筋膜室 4 个筋膜室。急性小腿骨筋膜室综合征的前室包括胫前肌、踇长伸肌、趾长伸肌和腓深神经。胫前动脉通过上胫腓关节远端的骨间膜进入前筋膜室，其返支位于胫骨结节附近。外侧筋膜室包括腓骨长肌、腓骨短肌及腓浅神经的近端，腓浅神经在小腿中部或远端 1/3 处形成筋膜外神经。浅后筋膜室包括腓肠肌、比目鱼肌和足底肌的内侧和外侧头。腓肠肌由腘动脉腓肠支供血，比目鱼肌由腘动脉、胫后动脉和腓动脉供血。胫后肌、踇长屈肌、趾屈肌，以及胫后血管、腓骨血管和胫神经位于后深室。

急性小腿骨筋膜室综合征的筋膜切开术通常在 4 个腔室进行，可以采用双切口或单切口的方法。双切口方法是最常用的，包括前外侧和后内侧切口。无论选择何种技术，前外侧切口应从近端胫腓关节水平至远端胫腓关节水平进行，以达到完全松解和彻底减压。前外侧切口是纵向的，通常在腓骨干前面 2 ~ 5cm 或胫骨嵴和腓骨干之间的中间。此切口是进入前室和侧室的通道。随着皮下软组织皮瓣技术的开展，对室间隔的认识越来越深入，同时必须与室间隔清楚划分，以确保两个筋膜室间隔减压。为纵向松解两个室间隔之前更好地观察筋膜，可以进行横向切口。这个过程通常在小腿近端 1/3 处进行，以尽量减少腓浅神经损伤的风险。前室间隔和胫骨嵴中间的整个室间隔释放。侧筋膜室间隔在间隔后切开，与腓骨干一致，并应继续向远端切开，直到腓骨肌的腱部显露。当腓浅神经在显露的中间或远端 1/3 处离开筋膜时，必须小心保护腓浅神经，建议在减压外侧隔室之前对腓浅神经进行识别和解剖分离。

后内侧切口以胫骨后内侧缘后约 2cm 处为起点。纵向延长切口解剖整个小腿部，除腓肠肌外侧头外，首先切开减压后浅筋膜室。位于胫骨近端骨干连接处附近的比目鱼骨桥必须完全松解，以充分显露和减压后深筋膜室。深部后筋膜室从胫骨后部松解，是筋膜切开术中最常见被"遗漏"的筋膜室。手术医生可以沿着胫骨的后外侧使用骨膜剥离器来松解该筋膜室，并通过直视下彻底松解深部后筋膜室肌肉组织。

其中一种治疗方法是首先松解前室和侧室，然后在术中重新评估后室浅部和深部的压力，再决定是否需要同时切开患者 4 个筋膜室进行减压。出现骨筋膜室综合征的患者首先采用一个全长标准的前外侧切口，松解前外侧室间隔。松解后，再次检测后浅室和后深室的室内压力。通过与术前舒张压值的比较，$\Delta P > 30mmHg$ 的患者，不再额外进行后筋膜室切开减压。这项研究的术后密切观察显示，患者没有遗留任何后遗症。

另外一种方法是采用单一的侧面切口，同时对 4 个筋膜室进行减压。该切口从腓骨头部纵向切开，延至脚踝部，同时形成较大的皮下组织瓣。在前肌间隔的前方间隙，首先在外侧筋膜室的表面进行切开。而后采用类似于双切口方法的前外侧入路对前室和外侧室进行松解。接着，通过向前牵开腓骨肌肉，找到将外侧和后浅室分开的后筋膜室。后筋膜室与肌间隔连接，插入腓骨后外侧缘，切开这些筋膜并从腓骨后部钝性分离踇长屈肌可以松解后深筋膜室。该筋膜应完全打开可通过踇趾被动活动来确认，当踇趾屈伸时可看到肌腹在活动，以此确认后深筋膜室得到完全减压。最后，通过切开比目鱼肌和腓骨肌之间的后肌间隔或通过回缩皮下组织瓣直接松解覆盖于比目鱼肌的筋膜来松解浅层室间隔。

支持单切口松解的外科医生认为，单切口可减少对胫骨前内侧皮肤的损伤及对胫骨周围软组织的剥离。然而，这种方法在技术上更具挑战性，且能否进入和充分释放小腿后深室还存在不确定性。双切口手术因其操作简单、显露良好而广受欢迎，最常被推荐。

回顾性比较单切口和双切口筋膜切开术后的感染率和骨不连发生率，虽然在治疗骨折时使用钢板和髓内钉的感染率较高，但两种方法之间的差异没有统计学意义。这是第一次对两种筋膜切开术并发症的比较研究，该研究无法检测潜在微小差异的感染率。在另一项调查中，Blair 等比较了胫骨骨折组和胫骨骨折需要筋膜切开治疗急性骨筋膜室综合征组延迟愈合、骨不连和感染的发生率。他们的研究结果显示，在需要筋膜切开的胫骨骨折患者中，愈合时间增加了 5 周，骨不连的风险增加了 4 倍，感染的风险增加了5 倍。住院时间和总费用也大幅增加，这与骨筋膜室综合征患者需要进行筋膜切开有关。手术入路的选择最好由参与治疗的外科医生决定，以充分松解筋膜室并恢复组织灌注。

伤口闭合通常采用延迟闭合或筋膜切开术后 3 ～ 7 天进行植皮覆盖。在采用双切口切开筋膜室的患者，由于后内侧切口靠近胫骨，因此优先闭合后内侧切口。由于植皮影响美观，而且有时不必要，所以可采用不同的方法来延期闭合伤口。而对于侧切口，许多情况下，皮肤移植是不可避免的。皮肤牵张术可减少皮肤回缩，通过将环交叉穿过切口，用钉固定在侧面，逐渐拉紧环，以减少皮肤回缩从而避免植皮。负压引流技术治疗可用于筋膜切开后伤口的临时覆盖治疗，它不仅可以创造一个密封的环境，减少来自医院微生物的污染，同时促进伤口肉芽形成，减少组织水肿，并改善局部灌注。

八、足部骨筋膜室综合征

在 20 世纪 80、90 年代之前，由于严重足部创伤导致足部畸形与 Volkmann 手部缺血性挛缩相似，可见足部骨筋膜室综合征作为一个整体并未得到充分认识。通常，足部骨筋膜室综合征多由于高能量损伤，如挤压伤，机动车或摩托车碰撞，或从高处坠落引起。潜在损伤包括单纯的软组织损伤、前足骨折、Lisfranc 或 Chopart 骨折脱位和跟骨骨折。跟骨骨折是高能量，曾有报道称，跟骨骨折后足部骨筋膜室综合征发生率高达 10%，然而最近的一项研究表明，实际发病率较低，只有 1% 的单纯跟骨骨折患者因疑似骨筋膜室综合征而接受筋膜切开术。由于小腿后深筋膜室和足部中央或跟骨深筋膜室之间的相互交通，使得近端损伤后可继发足部骨筋膜室综合征。因此，任何高能量损伤后，特别是挤压后的患者，都应该高度怀疑足部骨筋膜室综合征。

　　至少有9个足部骨筋膜室已被确认：3个横跨足部整个长度（内侧、外侧和浅部），5个前足筋膜室（内收肌和4个筋膜室），1个后足筋膜室（跟骨）。跟骨筋膜室包括足底方肌、足底外侧神经血管束、胫后神经和血管，有些还包括足底内侧神经血管束。

　　此外，诊断足部骨筋膜室综合征应当将临床表现、体征及筋膜室压力监测相结合。疼痛的症状不成比例，持续使用镇痛药未能缓解疼痛，以及感觉异常是常见的临床表现。其他症状包括局部肿胀和被动牵拉痛。被动牵拉痛多由于被动背屈足趾时减少了骨间肌间隙的体积，从而使疼痛加剧。感觉指标方面，最敏感的是轻触和两点辨别性感觉的减退，尤其是那些在连续查体中持续减退的感觉。而肌力和脉搏测定是较差的观察指标。

　　目前还没有一个确切的使用足部骨筋膜室测量的共识。这可能是因为学者们对足部筋膜室真实数量有分歧，以及学者们对这些筋膜室产生的足以引起骨筋膜室综合征可能压力的争议。认为对筋膜室进行连续甚至重复的监测是不可行的。然而，它可以进一步提供客观数据以协助诊断。关于应该测量的筋膜室的数量或哪个筋膜室还没有明确的共识，目前正在研究中，但跟骨筋膜室经常被认为是压力的测量值最高的室间隔，因此应该更多地关注该筋膜室。该筋膜室压力测量的方法，入针点位于内踝最突出部分远侧6cm处，插入深度约为24mm。绝对筋膜室压力>30mmHg通常被作为紧急减压的指征。

　　最值得推荐的足筋膜切开减压入路是将背侧两切口入路与内侧足底入路相结合。背内侧切口正好位于第2跖骨内侧，通过此入路可进入前两个骨筋膜室，以及位于第1骨筋膜室深部的内收肌室。背侧切口刚好在第4跖骨外侧。它可以打开第3和第4个骨间、外侧和中央筋膜室。在跖骨内侧和外侧进行背筋膜纵向切开，继而切开骨间筋膜后进入中央筋膜室。这些切口的优点为中足损伤的内固定提供了切口入路。但考虑到从背侧入路进入跟骨筋膜室的问题，增加了一个单独的足底内侧入路。该内侧切口沿着第1跖骨下缘从足跟后缘约4cm，距足底表面3cm起做一个6cm的切口。将姆外展肌向近端缩回，以辨识肌间隔。切开这个筋膜室会释放深部（跟骨）室间隔，并可见足底方肌从切口处凸出。这一步应该小心，因为外侧足底神经血管结构直接深入到中隔。通过内侧切口近端延伸松解远端跗管，可能使跟骨筋膜室松解得更为充分。向上缩回内侧筋膜室显露浅表，纵向松解该筋膜室，减压姆短屈肌（flexor digitorum brevis，FDB）。姆短屈肌向下收缩时，可见外侧筋膜室的内侧筋膜。当5组趾外展肌和小趾屈肌显露时，标志侧室减压完成。筋膜切开术并非没有并发症，存在切口感染的风险，且经常需要植皮关闭创面。筋膜切开术后伤口的二次愈合通常延迟5～7天，不能愈合的伤口需要植皮覆盖。研究发现65%的病例在筋膜切开术后需要植皮。前足和中足骨折可以固定，但前提是内固定物固定处的伤口必须闭合。然而，跟骨骨折建议在筋膜切开术后10～14天，肿胀减轻后再固定。软组织重建后，患者穿鞋可能是足功能的长期挑战。患者通常有残余疼痛和僵硬，只有10%的患者在筋膜切开术后能够恢复到受伤前的状态。

　　有许多经验丰富的外科医生主张非手术治疗骨筋膜室综合征，延迟治疗后遗症，包括神经减压、软组织松解、肌腱转移、截骨术或融合。尽管一项系统回顾报道显示，筋膜切开术治疗组的并发症发生率低于未治疗组，但缺乏两组比较的总体数据。外科医生必须根据患者的评估和他们的最佳经验做出决定。远端灌注丧失，是切开减压的绝对指征。

另一种对足部筋膜切开的方法是多点针刺松解技术（"pie crusting" technique），即在足部多处刺入切口，然后用止血器钝性分离。目的是减轻对软组织的压力，以及对二次软组织覆盖的需要；然而，有学者指出，这种方法会出现筋膜室减压不彻底的风险。

漏诊骨筋膜室综合征的并发症包括感觉改变和缺血性足部畸形。爪形趾是最常见的并发症，由跟骨筋膜室中的内侧和外侧足底受压引起。这种对足底方肌和骨间肌的缺血损伤导致了这些内在肌被足部的外在肌压迫。高弓足畸形也会发生。神经系统并发症包括慢性疼痛、神经病理性疼痛、麻木、痛觉超敏和痛觉过敏。溃疡可继发于畸形、步态力学改变和神经病变，给一些患者带来终生困扰。在最严重的情况下，截肢是最后但有效的治疗选择。

九、小结

骨筋膜室综合征是一种病理状态，如果不紧急进行筋膜切开术，筋膜室内压力会增加并最终导致不可逆的组织细胞死亡。诊断仍然是所有医生面临的挑战，需要提高警惕和连续地查体。当不能进行完整的临床检查时，可以使用筋膜室压力测量来辅助诊断，但筋膜室压力测量缺乏特异性，并且存在准确性不明确和常见技术的错误。一旦确诊，紧急手术减压是最简单的治疗方式，只需要一个对于解剖知识比较熟识的外科医生即可进行。

（覃家港 译 程建文 校）

第 9 章　骨筋膜室切开术后创面的处理

Vasilios G. Igoumenou, Zinon T. Kokkalis, and Andreas F. Mavrogenis

一、背景

对于急性骨筋膜室综合征而言，骨筋膜室切开术是唯一有效的治疗方法，其通过切开皮肤和肌肉筋膜，可以立即降低骨筋膜室压力，增加受累筋膜室容积。

骨筋膜室切开术的并发症包括住院时间长、伤口感染、骨髓炎、Ⅱ期伤口缝合或植皮手术、瘢痕形成、骨延迟愈合、疼痛、神经损伤、不可逆性肌萎缩、慢性静脉功能不全、局部外观问题和治疗总费用增加等。

尽管目前已有许多创面闭合的技术，然而骨筋膜室切开术后创面的闭合问题仍然是临床面临的问题。

由于文献回顾中，尚未就骨筋膜室切开术后创面的最佳闭合方法达成共识，因此在临床实际病例中，创面闭合的方法往往基于外科医生的临床经验和其他相关因素，如伤口周围组织的情况、可利用的材料和设备、患者损伤情况和主观选择，以及当地医疗机构临床诊治能力和地区经济发展水平。

二、引言

急性骨筋膜室综合征是外科急症，一旦发生应立即采取相应措施，避免肌肉和神经细胞死亡。为了防止不可逆性组织坏死，其治疗目的是尽快恢复受累组织的微循环血流灌注。骨筋膜室切开减压术是唯一有效的治疗方法，其通过切开局部皮肤和深筋膜，可以迅速降低骨筋膜室局部压力，增加受累筋膜室容积。尽管如此，骨筋膜室切开术也有其自身的风险和并发症，如住院时间长、伤口感染、骨髓炎、Ⅱ期伤口缝合或植皮手术、瘢痕形成、骨延迟愈合、疼痛、神经损伤、不可逆性肌萎缩、慢性静脉功能不全、局部外观问题和治疗总费用增加等（图 9-1）。

为了降低并发症的风险，应尽快闭合骨筋膜室切开残留的创面。但是，不建议早期 I 期闭合伤口，因为这可能导致局部组织压力增加和骨筋膜室综合征复发。因此，骨筋膜室切开术后创面的闭合问题仍具有挑战性。文献回顾，尚未就骨筋膜室切开术后创面的最佳闭合方法达成共识，创面闭合的方法往往基于外科医生的临床经验和其他相关因素，如伤口周围组织的情况、可利用的材料和设备、患者损伤情况和主观选择、当地医疗机构临床诊治能力和地区经济发展水平等。

　　本章旨在总结骨筋膜室切开术后创面闭合的常用技术，并讨论相关适应证、优缺点和并发症，以期读者从中能有所收获和启发。

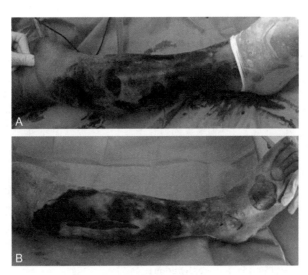

图 9-1　A. 患者为 42 岁男子，腿部挤压伤致胫骨和腓骨骨折；B. 进行骨筋膜室切开术，但由于肌肉坏死和脓毒血症，最终行膝关节离断术

　　(一) 早期 I 期创面闭合

　　即使骨筋膜室切开术后组织水肿不严重的情况下，也不建议早期闭合伤口，因为它可能导致复发性骨筋膜室综合征。刃厚皮片植皮术被广泛应用于骨筋膜室切开术后创面闭合。无论是早期闭合或 II 期闭合骨筋膜室切口术后创面，刃厚皮片植皮术皆为有效地减少伤口并发症并促进早期康复的治疗方法。但是，皮肤移植可导致供区损伤、感染、受区部位感觉缺失、植皮失败及外观不佳，甚至需要 II 期切除或瘢痕修复等并发症。然而，当其他创面修复手术失败或在其特殊情况，如难愈性创面、烧伤或水肿易撕裂的伤口，以及大面积皮肤缺损时，刃厚皮片移植术仍然是一种安全、有效地选择。此外，刃厚皮片植皮术还可作为评价其他新的创面闭合技术的并发症、安全性、有效性和成本效益的参考指标。

　　(二) 延迟 I 期伤口闭合

　　骨筋膜室切开术后，通常采用伤口敞开并用无菌湿敷料覆盖的方法，以防止组织干燥和挛缩。另一种方法是采用负压吸引治疗 (NPWT)，或是在水肿开始消退时，采用各种技术分期进行伤口闭合，详见表 9-1。

表 9-1 动态皮肤牵引装置和静态张力装置用于骨筋膜室切开术创面闭合的文献汇总

研究者	证据等级	创面闭合技术	相关描述
动态皮肤牵引装置			
Bulstrode et al.[a]	IV	黏膜敷料闭合技术	黏膜敷料（Op Site）覆盖于骨筋膜室切开残留创面，通过减张原理由边缘向中心逐渐缩小并闭合创面
Hirshowitz et al.[a]	IV	"U"形钩臂装置闭合技术	2 枚固定于创面边缘的牵引针、2 个"U"形钩和 1 枚螺纹钉组成牵张系统，逐渐闭合创面
Narayanan et al.	IV	Sure-closure（Life Medical Sciences，Princeton，NJ）改良"U"形钩臂装置闭合技术	Sci- 改良"U"形臂。该装置可以循环牵张。即先收紧 30～90 分钟后放松 10 分钟（"负载循环"）。甚至可以在术中闭合骨筋膜室切开残留的创面
Caruso et al.	IV		
Hussman et al.	IV		
McKeneey et al.	IV	STAR- 缝合张力调节器（Wound-TEK Inc.，Newport，RI）	由锚定器和 1 个缠绕器通过高强度尼龙线褥式缝合连接。在床旁用扳手拧紧缠绕器逐渐拉近伤口皮缘，最终可在局部麻醉下缝合伤口
Wiger et al.	IV	皮肤牵张器（ETE，Hojmed，Loddekopinge，Sweden）	由硅胶带、牵引针、2 个摩擦滑轮组成
Bjarnesen et al.	IV		
Janzing et al.	III	马氏板（由 Hessmann 描述）	牵引板沿伤口两侧放置，并用缝合线连接，通过逐渐收紧牵引板而闭合创面
Taylor et al.	IV	动态伤口闭合装置（DWC；Canica，Almonte，Ontario，Canada）	防滑或黏性皮肤锚定器与弹性硅胶体系统，可以单独收紧，从而使整个伤口保持恒定的张力
Singh et al.	IV		
Barnea et al.	IV	魏氏伤口闭合装置（Wisebands Company Ltd，Misgav，Israel）	张力反馈控制装置可实时测量创面边缘的张力，并做相应调整以保持适当的张力水平
Medina et al.	III	银弹伤口闭合系统（SBWCD；Boehringer Laboratories，Norristown，PA）	把一个 9.5cm 长的类似银色子弹的不锈钢器械缝合到伤口中间，通过旋转加压牵引来逐渐收缩伤口
Manista et al.	IV	德氏创面闭合器（Wound Care Technologies，Inc.，Chanhassen，MN）	外部组织持续牵张器，给周围伤口皮肤边缘提供恒定的牵引力。带倒钩的皮肤锚定器均匀地钉在伤口周围，将缝合线固定到皮肤锚定器上，用一个张力器对缝合线施加持续的控制拉力

研究者	证据等级	创面闭合技术	相关描述
Topaz et al.	IV	Top 3S system (IVT Medical Ltd., Ra'anana, Israel)	由 2 个皮肤黏附板和连接带组成，通过牵引带的拉力，逐步闭合创面
静态张力装置			
Mbubaegbu and Stallard[a]	IV	石膏支具	用石膏条架在创面两侧连续涂抹纵向石膏条，每周 2 次更换石膏条，使创面逐渐愈合
Harrah	IV	无菌贴 (3M Surgical Products, St Paul, MN)	无菌贴代替石膏
Rogers[a]	III	分阶段缝合器	在肿胀消退期逐渐闭合创面，在此期间残留的开放区域用负压辅助伤口敷料覆盖

注：a. 伤口闭合技术的原始报告

（三）创面负压治疗

创面负压治疗（negative pressure wound therapy，NPWT）或真空负压辅助创面闭合技术可根据不同的创面情况、愈合过程和外科医生的临床经验，应用于骨筋膜室减压术后残留创面的治疗。第一，创面负压治疗系统可以作为干性或湿敷料的替代物，在骨筋膜室切开术后立即覆盖于创面。第二，从骨筋膜室切开至创面愈合的整个过程，创面负压治疗系统都可使用。第三，负压治疗可以与创面闭合技术的联合使用。创面负压技术最早始于 19 世纪末，已广泛应用于各种复杂创面的修复。它由泡沫材料和黏附材料构成，并与真空泵相连，从而创造一个密闭均匀负压的环境以便于创面愈合。其作用机制为，在负压环境下创面渗出液被充分引流，细胞和组织水肿得到缓解，从而降低骨筋膜室压力。此外，还可以改善局部血流，保持创面湿润环境，防止伤口边缘挛缩，减少细菌数量，刺激血管生成，进而促进伤口愈合和降低感染风险。研究人员发现，骨筋膜室切开术后进行创面负压治疗，可使创面更早闭合，且减少植皮手术；而当用作皮肤移植的覆盖材料时，它也可以促进移植物黏附，并防止潜在的血肿形成。

与其他闭合技术相比，创面负压治疗在伤口不愈合率、成本效益、治疗时间等方面的不足在相关研究中已有报道。具体而言，在最近的一项随机研究发现，与"鞋带样"皮肤牵张术相比，创面负压治疗所需的植皮量、治疗成本更大和治疗时间更长。另一项大宗病例的回顾性研究证实，与使用盐水浸泡纱布覆盖伤口和皮肤牵张术治疗的患者相比，创面负压治疗对植皮量的需求增加；这与其他研究的结果一致，负压治疗导致伤口不愈合，二次植皮需求增加，从而增加治疗时间和成本。同时，创面负压治疗可促使肉芽组织老化，组织老化将延迟创面上皮化，易形成局部炎症或感染；此外，在肌肉肿胀严重的情况下，创面负压治疗不能使创面边缘充分收缩，而肉芽老化使创缘变得僵硬，进而限制了皮缘完全靠拢。除外不利于创面愈合，对于有活动性出血的创面和局部行血管吻合（移植）时，也是负压治疗的禁忌。

（四）渐进缝合牵张技术

Cohn 等学者首先描述了骨筋膜室切开术创面的渐进缝合牵张技术，称为"鞋带样"皮肤牵张术，是骨筋膜室切开术后创面闭合技术中应用最广泛的方法之一。具体操作方法为，先用皮肤缝合钉沿着创面边缘置入，弹性胶管类似鞋带样以交叉的方式穿过皮肤固定钉（图 9-2）。随后，弹性胶管在较小的张力下捆扎，并在床旁每 48 小时收紧 1 次。通过逐步牵张当创面边缘渐渐靠拢时（通常在 1cm 以内），即可进行第二次手术缝合创面。

"鞋带样"皮肤牵张术是一种简单、安全、廉价的方法，随着肿胀的消退可逐渐将皮肤边缘靠拢。它不影响外固定系统的安装或患者肢体活动，创面预后通常会形成细小的线性瘢痕，不需要植皮。此技术的主要缺点为：①皮肤缝合钉脱落，常发生在弹性胶管收紧或肢体活动时，因此需要检查皮肤缝合钉，必要时进行替换；②由于皮肤缝合钉部位的点负荷增加所致的创面边缘缺血和（或）皮肤坏死很少发生。近年来对该技术进行了多次改进，旨在改进该技术，消除其缺点，如①用尼龙缝合线代替弹性胶管，因为弹性胶管不能用于缝合创面，且在闭合较大创面时强度不够；②使用回形针固定弹性胶管末端，代替胶管末端打结的方法，更有效维持胶带张力；③通过皮下或皮内预留尼龙缝线并在床旁逐渐收紧，其可以直接闭合创面而无须再次手术，然而如果皮下或皮内预留尼龙缝线在牵张过程中断裂，则更换这些尼龙缝线会比更换穿过缝合钉的缝合线或环相对复杂，而且还增加了皮肤坏死的风险；④将缝线穿过导管，以避免缝线与其下方的软组织直接接触；⑤用硅胶片替代弹性胶管，并通过其自身张力达到逐渐收紧创面的作用，其被认为是一种安全、无痛且经济有效的方法，并可降低感染风险和改善创面外观；⑥ Ty-Raps（Thomas & Betts，Memphis，Tennessee，USA）的应用，这些 Ty-Raps 皮钉固定于伤口两侧，并每天每组皮钉间进行单独收紧。

Callanan 和 Macey 医生描述了一种新的减张技术：沿着骨筋膜室切开伤口的两侧将细小的克氏针置入皮下，用 1 根弹性胶带以穿鞋带的方式绕过细克氏针并固定在伤口边缘进行牵张；由于其产生均匀的张力分布，故在牵张过程中可避免出现皮肤边缘缺血坏死。Dahners 医生介绍的一种用于骨筋膜室切开术伤口闭合更简单的缝合技术，即"近—近—远—远"缝合法：近针距伤口边缘 5～10mm，远针距伤口边缘 3～6cm，缝合线平衡了整个伤口的张力，并在肿胀消退后达到持续牵张的作用。

总而言之，缝合牵张技术在骨筋膜室切开术后创面闭合的治疗中广泛运用，其临床效果良好，所需材料便于获取且价格便宜，易于推广，便于在基层医疗机构中开展，即使在门诊也可以安全地进行操作。使用缝合牵张技术，可在 5 天至 3 周使创面闭合。在操作过程中有可能会出现缺血或骨筋膜室压力增加等并发症，但较少见；因此，建议在操作过程中密切观察并持续评估创面情况。

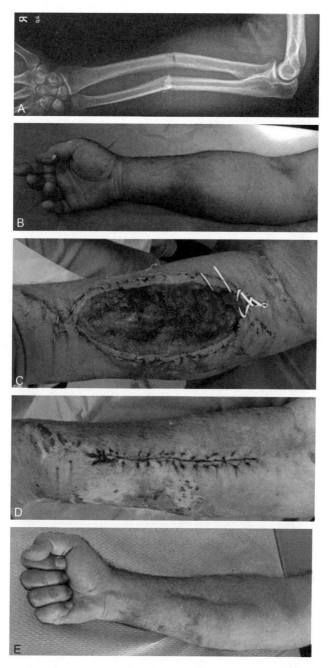

图 9-2 A. 46 岁男性，前臂双骨折；B. 就诊时临床检查显示剧烈、持续的疼痛，手腕和手指被动伸展时疼痛加剧，感觉异常，以及正中神经和尺神经支配区肌力下降；桡动脉搏动完好；C. 行骨折固定术和掌侧骨筋膜室切开术，并通过"鞋带样"皮肤牵张术逐渐牵张创面；D. 在第 2 周时进行创面闭合；E. 随访至术后第 6 个月，患肢外观和功能恢复良好

（五）皮肤动态牵引和静态张力装置

尽管已经发明了许多用于治疗骨筋膜室切开伤口的方法和设备，但没有一个能够获得广泛的普及，而且主要是单中心研究报道。静态和动态牵引技术有不同的预后、疗效和相关并发症。关于静态牵张方法的应用：一方面，石膏和无菌粘贴不能提供足够的牵张力量来闭合，尤其是大面积肌肉软组织外露创面；另一方面，分阶段线性闭合骨筋膜室切开创面往往需要多次手术，并且 Rogers 医生等报道创面负压治疗还可联合应用于分阶段线性骨筋膜室切开术创面的闭合，而这将进一步增加治疗成本。关于动态皮肤牵引技术，与其他技术相比，尚未有高等级证据证实其临床有效性和便捷性，然而治疗成本却显著增加且不会降低创面不愈合率；正如 Narayanan 医生报道的组织牵张技术，该技术依赖于皮肤的弹性，通过皮肤牵引（30～90 分钟）之后放松（10 分钟）并交替往复（"负荷循环"）可实现一期伤口闭合，文献报道该组 24 例患者中，有 21 例在 100 分钟内实现了伤口闭合；然而其缺点除了价格昂贵、治疗周期延长之外，还可能会增加筋膜室压力，从而导致皮肤和肌肉坏死的可能性。

评估和比较静态和动态延迟骨筋膜室切开术创面愈合技术的更高级别研究尚未报道。这些技术都利用了皮肤固有的弹性。机械蠕变定义为皮肤随着时间的推移在恒定负载下伸长超过其内在可延展性，这是进行牵引技术的本质。然而，无论采用何种牵张设备和方法，外科医生都应始终遵循组织（皮肤）扩张的基本原则：如任何形式的皮肤牵张都必须在肢体的水肿消退之后进行；而皮肤牵张过早和（或）过快将出现皮缘坏死、延迟愈合、复发性骨筋膜室综合征、感染、伤口愈合不良和瘢痕增生的风险；而临床上过度牵张的表现主要为操作期间或操作后患者出现不适，以及出现皮肤缺血的苍白颜色，需要密切观察。

三、Ⅱ期创面闭合

目前骨筋膜室切开减压创面的处理方法通常为初期保持敞开，然后通过延迟Ⅰ期闭合处理。然而以往骨筋膜室切开术的创面都为开放换药而后Ⅱ期闭合；但是由于显著的感染率、肌肉坏死和败血症风险增加、住院时间延长、康复延迟及瘢痕增生，切开减压创面Ⅱ期闭合的处理方式已被放弃；它仅适用于：由于感染、伤口裂开所致延迟Ⅰ期闭合失败的病例。

四、结论

目前，对于骨筋膜室切开术伤口闭合的最佳技术还未达成统一共识。尚缺乏高水平的研究证实，在骨筋膜室切开术后创面闭合方面，使用复合的技术设备与单纯应用皮肤牵张术等标准技术相比具有明显优势。应避免使用直接拉拢缝合的方式 I 期创面闭合原减张切口，因为其可能会增加组织坏死、骨筋膜室综合征复发或持续性加重的风险。经过 I 期处理后，应定期检查骨筋膜室切开创面，同时创面清创术往往在切开 48 ～ 72 小时进行，直到伤口呈现新鲜创面，无显著坏死组织和肌肉残留。对于依从性差、皮肤萎缩或无弹性、局部感染或其他皮肤和周围组织问题的患者，皮肤移植是最佳选择。相对于鞋带牵张技术和减张缝合而言，创面负压治疗和皮肤牵引装置的优势尚未得到证实。然而，就并发症而言，创面负压治疗的发生率最低（2.49%），其次是牵张缝合（14.83%）和动态持续牵引（18.4%）。

　　因此，对于并发症风险高的患者，创面负压治疗可能是不错的选择；而当主要治疗目标是 I 期闭合创面时，应首选减张缝合技术或动态皮肤牵引装置。外科医生应该熟悉每一种技术及适应证，并且应该根据患者的具体情况选择合适的创面闭合技术，以期获得最佳的疗效。

（李康路　译　程建文　校）

第10章　足部骨筋膜室综合征的争议

Julian G. Lugo-Pico, Amiethab Aiyer, Jonathan Kaplan, and Anish R. Kadakia

一、背景

- 足部骨筋膜室综合征是一种罕见的致残性疾病。
- 临床表现和评估可能与其他部位报道的典型骨筋膜室综合征的体征和症状不同。
- 足部现有肌筋膜室的数量存在争议。
- 已有多种手术方法用于足骨筋膜室减压术。
- 紧急处理和延迟处理足部骨筋膜室综合征仍存在争议。

二、足部筋膜室解剖学

　　早期的解剖学观察描述了足部的 4 个筋膜室：内侧、外侧、中央和骨间筋膜室。虽然以前的外科应用是基于这 4 个筋膜室，但最近的研究表明，足部存在 9 个骨筋膜室，即内侧、浅侧、外侧、内收肌、跟骨及 4 个骨间筋膜室。一些学者描述了第 10 个筋膜室，即背侧筋膜室，其边界为皮肤，包括趾短伸肌和踇短伸肌。表 10-1 列出了足部的肌筋膜室和相关肌肉。

表 10-1　足部各肌筋膜室及相关肌肉

筋膜室	肌肉结构	位置
内侧	踇短屈肌、踇展肌	第 1 跖骨足底内侧
浅表（浅表中央）	趾长屈肌、趾短屈肌	
外侧	小趾展肌、小趾短屈肌	第 5 跖骨底外侧面
内收肌	踇内收肌斜头	足底前足
骨间肌（4 个隔室）	每个筋膜室包括其所在位置的背侧和足底骨间肌	在每个跖骨之间
跟骨（深部中央）	跖方肌	

三、足部骨筋膜室综合征的病因学研究

足部骨筋膜室综合征（foot compartment syndrome，FCS）相对少见，在四肢骨筋膜室综合征病例中所占比例不足 5%。它是由解剖间隙内出血或水肿继发的压力升高引起的。当室内压超过毛细血管灌注压时，就会导致缺血。它可以在高能量损伤的情况下发生，包括有或没有骨性损伤的挤压机制，Chopart 和 Lisfranc 骨折脱位，中足和前足创伤，以及跟骨骨折。足部骨筋膜室综合征最常见的原因是跟骨骨折，占病例的 4.7%～17%。这可能在一定程度上与跟骨间室和小腿远端后筋膜室深层连通有关。同样，在胫骨骨折和踝关节骨折脱位中也可以发生足部骨筋膜室综合征。足部骨筋膜室综合征的其他原因包括手术操作、敷料填塞、冻伤、血管损伤相关的缺血 / 再灌注综合征和劳损性骨筋膜室综合征。

四、临床评估

足部骨筋膜室综合征的临床诊断基于肌肉缺血的症状和体征。骨筋膜室综合征相关的典型临床表现包括与原发损伤不对称的疼痛、感觉异常、皮肤苍白、无脉搏和麻痹；然而，与以前所认为的相比，使用这些症状来评估足部骨筋膜室综合征往往不可靠。许多类型的足部损伤会产生相当明显的疼痛；因此，与损伤不成比例的疼痛在足部骨筋膜室综合征中不是一个可靠的临床证据。轻微被动背屈足趾引起疼痛可以诊断足部骨筋膜室综合征；然而，其有效性仍然值得怀疑，因为这主要是测试腿部而不是足部筋膜间室。感觉异常对足部骨筋膜室综合征的诊断也是不可靠的，因为很难确定感觉障碍是继发性神经缺血还是最初的损伤。可触到的脉搏（足背 / 胫骨后）通常出现在足部骨筋膜室综合征中，因为触诊足背动脉的常见部位是在筋膜室外，因此，人们认为血管检查敏感性不够，不足以排除足部骨筋膜室综合征的诊断。几项研究将张力性肿胀描述为足部骨筋膜室综合征最常见的物理查体表现。我们注意到，伴随剧烈疼痛（适当麻醉镇痛无效）的张力性肿胀是判断足部骨筋膜室综合征存在的一个有用体征，但在确定是否存在足部骨筋膜室综合征方面还不够完善。

虽然完整的病史和体格检查是诊断足部骨筋膜室综合征的最重要的方面，但是否存在足部骨筋膜室综合征并不总是明确的。在这种情况下，诊断足部骨筋膜室综合征最客观的方法是筋膜室压力监测。这对于诊断感觉迟钝患者、严重头部或脊髓损伤患者或周围神经损伤患者的骨筋膜室综合征尤其有效。前面已经讲述了几种筋膜室压力测量技术，但压力监测器可能是最可重复、最准确、最容易使用的，并且在大多数医院都可以使用。由于对足部解剖筋膜室的认识不一致，对于应该测量哪个间室或测量多少个间室的压力没有达成共识。目前尚无证据表明诊断足部骨筋膜室综合征时需要测量多少个间室压力。

一般的共识似乎是，跟骨间室始终显示最高的压力。因此，如果压力监测用于诊断急性足部骨筋膜室综合征，则应检查跟骨间室。治疗的指征应基于损伤史 / 损伤机制、临床表现、长时间的系列检查，以及舒张压和室内压之间的压力差＜ 30mmHg。

五、治疗方案

疑似骨筋膜室综合征的初步治疗包括去除所有限制性敷料，预防低血压，以及进行一系列检查。严重前足 / 中足损伤的骨折或脱位应立即复位。虽然跟骨损伤复位不一定可行，但如果存在后足脱位这一足部骨筋膜室综合征的可疑病因，则应立即复位。此外，足应该抬高以便于静脉引流，但不能高于心脏的水平，以免影响动脉血流。据描述，1/3 的患者可能在受伤 24 小时后出现足部骨筋膜室综合征。因此，对于高危患者，应该进行系统检查，以寻找疼痛增加的原因，直到症状消失。一旦确诊为足部骨筋膜室综合征，一些学者建议对足部骨筋膜室行筋膜切开术。相反，有学者认为足部骨筋膜室综合征的诊断不是紧急的，且反对手术治疗，期望能够非手术治疗足部骨筋膜室综合征。

六、筋膜室的外科减压

已有多项筋膜切开技术用于足部骨筋膜室综合征的外科治疗，目的是预防足部缺血性挛缩畸形，最大限度地减少神经性疼痛的发展。一旦确诊即行减压手术，则治疗成本将会明显降低。手术技术包括 Henry 的内侧入路，内侧和外侧联合切口，双背侧切口，或基于潜在损伤的这些切口的组合。文献报道的足底内侧长切口也比较实用。目前，最常用的是三切口入路，它是基于足部的 9 个筋膜间室模型。内侧切口位于足跟前方 4cm，足底表面上方 3cm 处，向远端延伸 6cm。通过这种内侧入路，可以松解内侧、中央浅侧、中央深侧和外侧间室。两个背侧切口用于减压骨间和内收肌间室，其中一个切口在第 2 跖骨的内侧；另一个切口在第 4 跖骨的外侧，可以确保足够的皮肤。总体而言，有多种筋膜切开技术来治疗足部骨筋膜室综合征，但对于哪种技术可以为患者提供最好的预后还没有明确的共识。此外，在设计筋膜松解切口时，应考虑原始损伤情况及手术干预治疗原始损伤的可能性，因为某些切口的具体位置对于确定手术治疗方式至关重要。

七、潜在的并发症和后遗症

（一）手术治疗

许多学者推荐筋膜切开术为治疗急性足部骨筋膜室综合征的首选方法；然而，这种方法也不是没有缺陷的。筋膜切开术后，许多学者建议保持皮肤切口开放，并进行二次清创，使用或不使用负压伤口敷料。保持伤口开放直到肿胀消退，以期能够延迟闭合伤口或应用中厚皮片移植闭合创面。据报道，即使使用这种技术，伤口表面感染率也高达20%。也有报道，皮肤脱落后需要中厚皮肤移植。在一项研究中，近2/3接受筋膜切开术的患者在1年的随访中自诉有疼痛、不适和行走僵硬，17%的患者出现术后感觉异常。此外，也有文献报道，筋膜切开术术后患者遗留爪形趾、足底内侧神经损伤和严重瘢痕。行足部骨筋膜室综合征筋膜切开术后患者的生活质量，结果各不相同。在之前的一项回顾性研究中，26名接受足部筋膜切除术的患者中只有4名能够重返工作岗位。然而，最新的数据显示，78%接受筋膜切开术的足部骨筋膜室综合征患者能够重返工作岗位。虽然这些研究确实提供了足部筋膜切开减压术后的预后信息，但与筋膜切口减压术的影响相比，潜在的原始骨性损伤对患者总体预后的影响尚不清楚。

（二）非手术治疗

非手术治疗的目标是恢复无痛、跖行性、功能性足部。潜在的后遗症包括缺血性挛缩、神经病变、畸形和慢性疼痛。据报道受伤后13个月内可出现继发于足部筋膜室损伤的足趾缺血性挛缩。足趾畸形的类型取决于受累的肌肉，与足部挛缩最常见的是锤状趾和爪形趾畸形。锤状趾是足部外在肌和内在肌肌力失衡的结果。由于足部骨筋膜室综合征，趾内在肌屈肌功能减弱，从而导致趾长屈肌过度牵拉。这会导致近端趾间（the proximal interphalangeal，PIP）关节屈曲挛缩，远端指间关节处于中立或伸直状态。爪形趾畸形也可能是由于外部肌肉和相对薄弱的内在肌肉（短屈肌、骨间肌和蚓状肌）的过度牵拉造成的。这导致跖趾（the metatarsophalangeal，MP）关节的过伸，并在近端和趾间（PIP和DIP）关节屈曲。区分爪形趾和锤状趾的关键因素是跖趾关节过伸。胫后神经经过跟骨筋膜室室附近时，其损伤可导致神经功能缺损和慢性疼痛。

八、争议

未能诊断或延迟诊断急性足部骨筋膜室综合征可能会导致无法修复的软组织损伤和远期功能不良。对足部骨筋膜室综合征进行急诊治疗还是延迟治疗仍存在争议。对于急性足部骨筋膜室综合征患者的远期预后资料有限。许多学者主张急诊治疗，希望通过降低室内压力和预防神经源性疼痛来改善血供；然而，由于这些手术的固有风险，这种观点并不普遍。文献中有关骨筋膜间室松解的技术并不一致，这可能源于足部存在的骨筋膜间室数量和临床上与减压相关的骨筋膜间室的争论。到目前为止，还没有前瞻性的随机试验比较足部骨筋膜室综合征的治疗方法。目前急性足部骨筋膜室综合征切开术与延迟治疗的结局仍需要进一步研究。医生必须向患者提供有关骨筋膜切开减压手术和非手术治疗的结果和潜在并发症的咨询，从而使患者能够在知情的情况下做出治疗决定。

关键信息

急性骨筋膜室综合征诊断失败或延迟可能导致不可修复的软组织损伤和长期功能不良。

- 急性足部骨筋膜室综合征患者的远期预后随访资料有限。
- 在接受筋膜减压术的患者中，近1/3的患者在术后1年的随访中有肢体疼痛、不适和行走僵硬等。
- 非手术治疗的潜在后遗症包括缺血性挛缩、神经病变、畸形和慢性疼痛。
- 医生必须向患者提供有关骨筋膜切开减压手术和非手术治疗的结果和潜在并发症的咨询，从而使患者能够在知情的情况下做出治疗决定。
- 如果考虑手术减压治疗足部骨筋膜室综合征，手术入路应考虑到原始损伤的最终治疗。

（郑钧键　译　王洪涛　校）

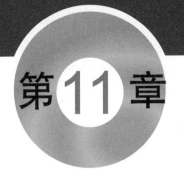

第**11**章 骨筋膜室综合征的漏诊

Douglas W. Lundy and Jennifer L. Bruggers

关于急性骨筋膜室综合征的文章有很多，贯穿现有文献的一个重要的主题是"主治医生绝对不能漏诊骨筋膜室综合征"。早期诊断和治疗是公认的治疗急性骨筋膜室综合征的最佳策略。但是，许多专门从事创伤专业的外科医生会遇到一些骨筋膜室综合征的漏诊患者。这些患者症状较隐匿，以至于导致外科医生的延时诊断或漏诊。在这些情况下，外科医生面临着艰难的治疗决策及与医患沟通。

患者出现急性骨筋膜室综合征延迟诊断的原因有多种。多数情况下，骨筋膜室综合征的延迟诊断通常被认为是外科医生忽视其不典型的临床症状，如起病隐匿，进展缓慢，对疼痛的反应性差，或过量使用阿片类药物等情况，医护人员对急性骨筋膜室综合征的危险征象认识不足，也可能会导致诊断和治疗的延迟。

一些患者的症状和体征并不典型，这为诊断骨筋膜室综合征带来挑战。Ulmer 对骨筋膜室综合征患者的临床研究进行了 Meta 分析，发现"依据临床症状诊断急性骨筋膜室综合征的阳性预测值为 11% ～ 15%，特异性和阴性预测值各为 97% ～ 98%"。他指出："骨筋膜室综合征的临床特征在排除诊断时比在确诊时更有用"。此类情况尤其适用于当外科医生怀疑患者患有骨筋膜室综合征的风险，但病情尚未完全明确时。我们说"它不存在"比说"它绝对存在"更可靠。

遗憾的是，已结案的索赔报告中记录了一些漏诊骨筋膜室综合征的案例。在这些案例中，主治医生似乎疏忽了对患者越来越多的症状和体征进行及时处理。虽然在某些情况下，延迟诊断可能是可以理解的，但有些病例似乎无法解释。外科医生有责任预测急性骨筋膜室综合征的发生，并在出现明确的症状和体征时做出判断。O'Toole 等证明，即使是一级创伤中心中经验丰富的骨科创伤外科医生，在诊断骨筋膜室综合征时也会有明显不同的结果。即使在良好的医疗条件下，诊断不明、延迟诊断仍有发生，因此我们应尽可能减少这种情况的发生。

急性骨筋膜室综合征的典型症状是"剧烈疼痛"。在以下情况中急性骨筋膜室综合征漏诊率会明显增加：呼吸机支持下使用镇静剂和插管的患者；头部受伤且 GCS 较低的患者；因脊髓或其他损伤而瘫痪的患者；可能无法表达自己疼痛剧烈的患者等。外科医生应加强与其他医护人员的沟通，对高危急性骨筋膜室综合征的患者保持警惕。当出现触诊时骨筋膜室压力增加、苍白和无脉等症状和体征，必须立即向外科医生报告。尽管无脉搏和苍白可能表明肢体的损伤已经错过了抢救的窗口期，但将这一发现告知负责治疗的外科医生仍然非常重要，以便尽快决定治疗的方案。当然没有人希望患者出现骨筋膜室综合征，但万一出现，外科医生就必须及时为患者提供最佳的治疗方案。

　　某些骨折类型的患者发生骨筋膜室综合征的概率会增加，外科医生应提高对患者这些因素的认识。Auld 等发现，AO/OTA 分型的 C 型前臂骨折比 A 型或 B 型骨折更容易发生骨筋膜室综合征。该研究证实：与高能量损伤相关的四肢粉碎性骨折，其软组织的损伤程度也会持续增加，从而增加了发生急性骨筋膜室综合征的风险。Stark 等研究表明，胫骨内侧平台骨折脱位比 Schatzker Ⅵ型胫骨平台骨折发生骨筋膜室综合征的比例更高。骨科医生在治疗具有明确与骨筋膜室综合征相关的损伤模式的患者时应格外警惕。足部骨筋膜室综合征是一严重跟骨骨折相关的损伤机制。一些外科医生认为，足部骨筋膜室综合征的预后实际上可能比其他部位的骨筋膜室综合征的后遗症更糟糕。Rosenthal 等发现，由于跟骨骨折导致的骨筋膜室综合征患者有"爪形趾、永久性功能丧失、持续性疼痛、肌肉萎缩、挛缩、痛性结节、肌力下降和感觉障碍等"。他们发现发生骨筋膜室综合征患者的预后明显比没有骨筋膜室综合征的患者差，Sanders Ⅲ型和Ⅳ型骨折最容易发生骨筋膜室综合征。这与跟骨骨折相关的疼痛性质可能有很大关系，外科医生应该意识到在这种情况下可能存在骨筋膜室综合征。外科医生应该与患者和家属沟通筋膜切开减压术的风险和益处，以便他们能够在知情的情况下做出治疗决策。触诊发现骨筋膜室压力增加是诊断骨筋膜室综合征的一种不敏感且不一致的方法，但这种症状可能是对无知觉或无法沟通的患者的极少数可观测的临床指标之一。Shuler 和 Dietz 研究了骨科住院医师通过触诊患肢来估计骨筋膜室压力的准确性。他们发现，阳性预测值为 70%，阴性预测值为 63%。虽然肢体触诊和压力的估计并不是诊断骨筋膜室综合征的最理想的方法，但在某些情况下这也许是最好的方法。Garner 等认为连续检查骨筋膜室的硬度可能对评估骨筋膜室综合征更为敏感，他们认为在某些情况下这可能是一种有用的测试。技术的进步并没有为检测急性骨筋膜室综合征提供创新和可靠的方法。Shadgan 发现血清学研究对骨筋膜室综合征的诊断并无明显的特异性。他们发现肌酸激酶、肌红蛋白和脂肪酸结合蛋白在受伤者和急性骨筋膜室综合征患者中都会升高。Wieck 等通过对动物模型中测量氧分压的差异，分析了极谱探针检测骨筋膜室综合征的能力，但这项技术尚未在临床试验进行测试。这项技术希望未来能应用于临床。

　　虽然大多数创伤外科医生都认为急性骨筋膜室综合征的诊断应该基于患者的临床表现，但在评估无意识或昏迷的患者时应用筋膜室内压力测量有意义。Colinger 等在创伤骨科协会进行调查，筋膜室内压力可被视为骨筋膜室综合征评估的一部分，但这些测量不应单独作为治疗的决策点。在清醒的患者中，筋膜室内压力测量通常是不必要的，但对于无法评估疼痛且不能配合外科医生检查的患者，这些测量可能会提供有价值的临床信息。留置压力导管提供持续测量筋膜室压力已被证明在准确诊断急性骨筋膜室综合征方面是无效的。Harris 等发现 18% 患者的留置压力导管记录的 $\Delta P < 30mmHg$，但这些患者都无骨筋膜室综合征的表现，也没有患者接受筋膜切开减压的治疗。在他们的研究中，急性骨筋膜室综合征的总发生率为 2.5%，仅根据筋膜室压力增加而进行筋膜切开减压术是没有任何指征的。同样，Prayson 等的研究也是如此。在他们的研究中发现，84% 的患者 $\Delta P < 30mmHg$，58% 的患者至少有一次 $\Delta P < 20mmHg$，但没有一名患者出现骨筋膜室综合征。Ho 等在手术开始时和胫骨扩髓后立即测量小腿部 4 个筋膜室的压力。他们发现，23% 的患者 $\Delta P < 30mmHg$，但他们都没有表现出骨筋膜室综合征的临床症状和体征，同样也不需要筋膜切开减压术。

在某些情况下，外科医生可能会接收在转院过程发展为骨筋膜室综合征的患者。这是极具挑战性的，因为外科医生通常不知道骨筋膜室综合征何时开始，以及患者目前的状况持续多长时间。对于无法交流或失去知觉的患者来说，这种情况尤其具有挑战性。外科医生有时会面临着两难的境地。在这些情况下，外科医生应与患者和家属进行仔细的沟通是至关重要的。诊断骨筋膜室综合征进展过程中，对于在可接受的时间窗口内进行筋膜切开减压术是十分重要的，因此外科医生需要时刻保持高度警惕。同时，沟通不畅可能会增加骨筋膜室综合征延迟诊断的可能性。Garner 等描述了一种可以改善医护人员的沟通方法，从而降低漏诊骨筋膜室综合征的风险。他们的第一步是识别"高危"患者，并确保医护人员的所有成员都知道骨筋膜室综合征的存在；第二步是由值班的住院医师或中级医务人员每隔 2 ～ 4 小时对患者进行专科的体格检查，此人的任务是将检查结果传达给团队。体格检查应包括主观疼痛评估、回顾自上次检查以来的镇痛需求；并通过触诊、肌肉被动拉伸评估筋膜室的饱满度，以及全面的神经系统和脉搏检查。

一、治疗

必须行筋膜切开减压术治疗的骨筋膜室综合征，这是手术中为数不多的"必须"声明之一，违反这一规则会造成重大伤害。目前对于漏诊骨筋膜室综合征的文献包括回顾性病例报告或系列，前瞻性随机试验在伦理上是不可行的。尽管如此，现有的文献表明在某些情况下，在某些患者中经过急性损伤阶段演变而来的漏诊骨筋膜室综合征可以进行非手术治疗。外科医生必须明确缺血已持续了多长时间，以及推测筋膜室存在多大程度的损害。这是一个极具挑战性的过程，没有人能确定这些病例的临床结局。尽管如此，了解缺血性损伤发生的时间对于确定筋膜切开减压术能否可防止进一步损伤，或相同的手术是否会导致肢体截肢非常重要。实际上，缺血时间通常无法明确，外科医生必须根据有限和有缺陷的数据做出可能的最佳决定。Glass 等对有关漏诊下肢骨筋膜室综合征的有限文献进行了系统回顾。他们纳入了 9 项研究，包括 57 例骨筋膜室综合征的漏诊患者。他们将这些研究分级为"低"或"极低"质量。在这些系列报道中，除了一位患者外，其他患者都进行了紧急筋膜切开减压术，随后的截肢率令人震惊。在 56 例接受手术治疗的患者的 63 个肢体，有 21 例最终需要截肢，2 例患者死亡。笔者将在漏诊骨筋膜室综合征病例中实施紧急筋膜切开术的决定描述为"如果肌肉坏死的程度严重，外科医生必须进行截肢手术"。

作者在其医疗单位对漏诊骨筋膜室综合征进行回顾性调查，并说这是一个"罕见而复杂的问题"。他们发现了 10 例因就诊延迟、临床失误或意识不清掩盖了目前的症状而导致的漏诊骨筋膜室综合征的患者。6 例接受了手术治疗的患者疗效不佳，而 4 例腿部 1 ～ 2 个筋膜室受累的急性骨筋膜室综合征患者接受了非手术治疗，其疗效优于手术患者。

有个问题是："如果筋膜室有明显缺血性损伤导致的肌肉坏死，那么这些患者该如何选择非手术治疗呢？"Glass 等指出："缺血性损伤取决于压力、肌肉质量和代谢需求，延迟的持续时间与观察到的病理后遗症无直接关联"。外科医生应仔细评估患者并监测因筋膜室中坏死不断发展引起的败血症或肾损伤的迹象。如果担心缺血性损伤造成的损害超过非手术带来的益处，外科医生必须立即进行筋膜切开减压术和清创术，这一决定可能导致截肢。作者表示，对于下肢漏诊的患者，才可以考虑用观察病情变化代替筋膜切开减压术。他们主张上肢漏诊的骨筋膜室综合征应该进行急诊手术治疗。因为保持上肢的精细运动功能至关重要。

二、法律问题

不幸的是，漏诊骨筋膜室综合征的确会发生，这是对骨科医生提出医疗责任索赔的一个主要原因。早期诊断骨筋膜室综合征必须始终是我们努力和关注的焦点，但我们不能忽视医疗责任的威胁及其对医护人员产生的巨大影响。虽然我们尽力为患者提供最好的服务，但也要适当考虑医疗法律风险。Bhattacharyya 和 Vrahas 研究了 16 名患者的 19 项已结案的索赔案，这些患者起诉医生并声称医生在治疗他们的急性骨筋膜室综合征时存在失职。医生在索赔 19 项中的 10 项中获胜，而进入庭审的 3 项索赔都被认定为对医生有利。不足为奇的是，医患沟通不畅和延迟减压更可能导致赔偿。他们研究发现，在出现症状后 8 小时内进行筋膜切开术的病例，医护人员会胜诉。在治疗疑似骨筋膜室综合征的患者时，外科医生必须清楚地记录他们的发现和他们的临床思路。辩护律师更倾向于清晰的病历记录，阐明外科医生考虑到急性骨筋膜室综合征的可能性及其检查结果以排除诊断。这些病历记录不仅有助于医护人员之间的沟通，而且对多年后的医疗责任鉴定也非常有价值。

三、总结

骨筋膜室综合征若不及时有效治疗，将对患者造成严重的后果，可能导致肢体截肢甚至危及生命。不幸的是，骨筋膜室综合征的诊断可能会被延迟或完全漏诊，而且目前提供治疗方法的研究有限。在某些情况下，对于漏诊的急性骨筋膜室综合征患者可以选择非手术治疗，将下肢用夹板固定在功能位，并持续监测损伤的相关代谢指标及肾功能的变化。如果考虑有严重的肌肉坏死，则需要筋膜切开减压术和清创术，但这通常会导致截肢。外科医生应该努力保持高度警惕，以避免患者骨筋膜室综合征的漏诊。

（许运德 译 廖 亮 校）

第12章 患者体位所致的骨筋膜室综合征

Sascha Halvachizadeh, Kai Oliver Jensen, and Hans-Christoph Pape

一、背景

- 为了提供最佳的手术切口，患者正确的体位是必需的。
- 不正确的手术体位导致潜在严重并发症的一个高风险因素。
- 在全身麻醉下的手术中，患者无法表达疼痛或其他症状。
- 截石位可导致筋膜室内压（intracompartmental pressure，ICP）升高，尤其是小腿。

二、流行病学

　　任何手术的第一步也是最关键的步骤是正确的患者体位。它的重要性通常被低估，或者由经验较少的人员来实施。重要的是要确保充分的手术显露和最佳的手术途径。正确的体位也最大限度地降低了围手术期并发症的风险。最佳的手术体位取决于手术过程和外科医生的首选入路。在美国，16% 的接受手术治疗的患者声称在麻醉状态下有神经损伤。在医疗事故中，最常见的是尺神经损伤(28%)或臂丛损伤(20%)。其中近一半(45%)的患者获得了平均 35 000 美元的赔偿款。在这些医疗事故索赔案例中，有 21.5% 是由于手术体位不当导致压疮。患者的基础状态越差，与位置相关的并发症的风险就越高。

　　由于患者位置不当引起的骨筋膜室综合征同样是严重的围手术期并发症。它的发生尤其危险，因为患者无法表达疼痛和不适。骨科和创伤外科医生都熟悉骨筋膜室综合征的诊断和治疗。然而，除了骨科以外的其他外科只有在自己的患者手术体位不恰当时才可能遇到骨筋膜室综合征。骨筋膜室综合征最常发生在小腿。前臂长时间受压，会增加发生骨筋膜室综合征的风险。此外，凝血障碍是必须始终考虑的一个危险因素。

　　体位应使压力分布最大化，以避免对软组织或神经结构造成潜在的压迫损伤。每种手术体位都有各自的优点和潜在的风险，医务人员在准备手术时应该熟悉并考虑所选择体位的优点和潜在的风险。本章着重介绍各种外科亚专科手术及非手术治疗过程中患者体位的具体风险因素。

三、骨筋膜室综合征

（一）患者体位原因导致骨筋膜室综合征的常见原因

一般说来，骨筋膜室综合征与筋膜室压力增加有关，是正常的生理空间的血流灌注减少导致的。导致骨筋膜室综合征的危险因素包括以下几种。

- 受影响筋膜室的长时间受压。这种情况会导致水肿，从而增加筋膜室压力。
- 静脉回流受阻可能会增加筋膜室压力。静脉回流减少会导致细胞外积液和水肿。
- 灌注不足。血流灌注减少会降低组织氧饱和度，导致缺氧、细胞水肿，最终导致细胞死亡。
- 肢体远端不恰当体位也可以改变筋膜室内的压力。例如，持续的踝关节背伸会增加小腿的筋膜室内压力。
- 不适当的液体积聚，如在静脉输液外渗期间。
- 凝血障碍导致出血增加。
- 手术持续时间：手术超过 5 小时后，骨筋膜室综合征的风险显著上升。

外科医生在为每位手术患者摆放体位时，应牢记的注意事项见表 12-1。

表 12-1　患者体位或手术过程中发生骨筋膜间室综合征的危险因素

手术时间长（＞ 5 小时）
截石位
四肢受压
血管梗阻
血管手术
静脉输液外渗
长时间受压
低灌注
凝血障碍

（二）与骨筋膜室综合征相关的特定手术体位

1. 仰卧位　仰卧位是最常见的手术体位，也是麻醉患者最接近生理状态的体位（图 12-1）。它的优点包括：容易实施腹部、胸部和四肢手术入路，此体位比较方便快捷。然而，仰卧位容易出现包括浅表周围神经损伤和压疮等常见的并发症。也有因头部侧向旋转导致臂丛损伤或颈部静脉栓塞的报道。急性四肢骨筋膜室综合征很少发生在仰卧位。然而，在较长的手术时间或改良仰卧位的情况下，骨筋膜室综合征已有报道。将四肢置于距身体一定距离的位置（如上肢外展 90° 外展至臂台），然后将肢体固定，会出现以下危险因素。

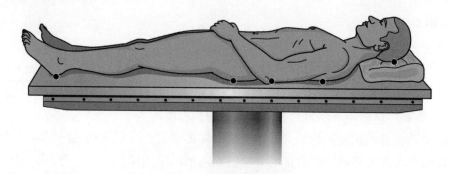

图 12-1　仰卧位常见受压部位

- 由于固定或外科医生倚靠在肢体上而施加于肢体的压力。
- 四肢高于心脏水平，如倾斜的仰卧位。
- 静脉阻塞，如胸廓出口综合征。

2. 侧卧位　侧卧位的并发症一般与仰卧位相似（图 12-2）。侧卧位可以进行外侧入路至髋部和下肢。此外，它还用于某些脊柱手术、一些肩部手术和取腓骨手术。这个姿势是：患者侧卧，臀部和膝关节屈曲，头部应该保持在中立的位置，骨性突起部位需要足够的衬垫。长时间的局部受压增加了后续并发症的风险。与截石位相似，侧卧位与以下骨筋膜室综合征的危险因素相关。

- 对侧下肢受压。
- 髋关节屈曲导致腹股沟静脉栓塞。

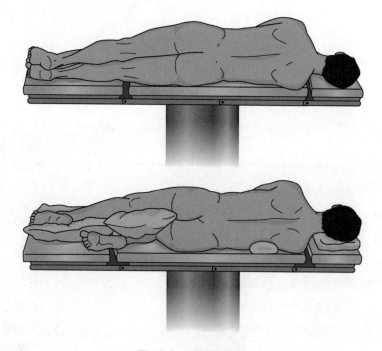

图 12-2　侧卧位示例

这种情况可能导致一些肢体并发症，包括缺血、短暂性的感觉异常和横纹肌溶解，并随后可能导致肾衰竭。在一项研究中，5小时45分钟后出现短暂的神经症状，8小时后出现持续性神经功能障碍。另一项健康志愿者的骨筋膜室压力测量的研究发现，对侧腿部底部位置的胫骨前部骨筋膜室压力可达240mmHg。在小腿受压时，小腿前筋膜室压力在软垫上的最大平均压力为57mmHg，而在硬垫上最大平均压力则上升到64mmHg。上肢下部受躯干压迫，前屈肌间室的最大平均筋膜室压力为100mmHg。当压力和血管阻塞的危险因素结合在一起时，骨筋膜室综合征的风险明显增加，特别是在下肢远端。

3. 俯卧位　俯卧位（图12-3）是较为复杂的手术体位之一，因为它需要较多的助手来为患者摆放体位。此外，这需要麻醉医生更多地注意通气和气道管理，如确认正确的气管插管位置。俯卧位脊柱手术可能导致双侧髂骨压疮。关于骨筋膜室综合征，在患者卧位时需要考虑以下危险因素。

- 由于患者体重导致腹股沟血管阻塞。
- 大腿受压。
- 筋膜区压力增加导致眼眶水肿。

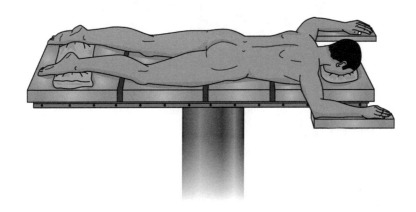

图12-3　俯卧位

该体位比较复杂，因为它在摆放体位前和摆放体位过程中需要更多的人员和麻醉科医生更高的关注度

幸运的是，目前还没有更多的该体位相关的骨筋膜室综合征的报道。然而，1例报道在俯卧位腰骶脊柱手术后出现大腿前骨筋膜室综合征。腹股沟血管阻塞被认为是引起这种并发症的最有可能的原因。超重患者的腹股沟血流减少和大腿局部压力增加增加了发生骨筋膜室综合征的风险。视力丧失也是与俯卧位相关的已知并发症。如果患者的头部在柔软的头枕装置上放置不当，特别是如果观察到眼睛受到直接压力，眼眶水肿和随后的骨筋膜室综合征的风险就会增加。虽然这种并发症罕见，但已有文献报道了缺血性眼眶室综合征的病例。

　　4. 截石位　截石位是仰卧位，最常见发生骨筋膜室综合征的体位。外科医生使用这个体位来获得盆腔和会阴部的最佳入路（图 12-4）。患者仰卧，髋部和膝盖屈曲，双腿抬起。腿部外展、屈曲和抬高，以充分暴露下腹部和骨盆区域。与此相关的最常见的并发症是腓总神经神经麻痹（15.8%），其次是下肢骨筋膜室综合征。

　　截石位的以下特征是发生骨筋膜室综合征的危险因素。

- 腿部固定在支撑物上对小腿造成压力。
- 腿部抬高至心脏水平以上。
- 髋关节屈曲导致腹股沟局部静脉回流受阻。

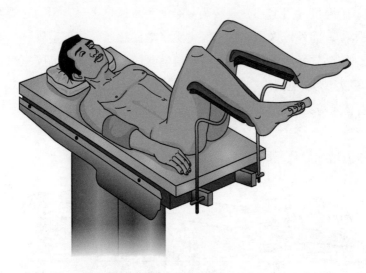

图 12-4　截石位

在手术过程中，外科医生可以很好地进行会阴部操作。腿部抬高和髋部屈曲是下肢受压的主要因素，被认为是发生骨筋膜室综合征的危险因素，最常发生在小腿部位

　　腿部的固定会产生更大的外部压力，从而导致筋膜室内组织水肿，从而增加筋膜室内压力，最终可能导致骨筋膜室综合征。腿部高于心脏水平会降低局部组织灌注量，导致缺氧、水肿甚至组织坏死，在极端情况下，甚至会导致横纹肌溶解和骨筋膜室综合征。通常情况下，截石位要求髋关节至少屈曲 90°。腹股沟静脉受压可能会导致静脉回流减少，导致组织液积聚，进而导致水肿和筋膜室压力增加。

　　5. 沙滩椅位　沙滩椅位以头部倾斜 10°～15°，髋关节屈曲 45°～60°，膝关节屈曲 30° 为特征。与此体位相关的并发症包括低血压心动过缓事件、静脉空气栓塞、舌下神经麻痹和颈丛皮神经麻痹。骨筋膜室综合征的危险因素如下。

- 腹股沟静脉回流受阻。
- 固定导致四肢受压。
- 改良沙滩椅位需要下肢抬高。

　　Galyon 等报道了 1 例腹腔镜机器人辅助膀胱前列腺切除术，采用头低足高位改良沙滩椅体位，手术时间为 6 小时，总手术时间为 11 小时。Galyon 等报道四肢骨筋膜室综合征需要筋膜切开术。病因推测为手术时间长、高体重指数（33.9 kg/m^2）、下肢静脉回流受阻、低灌注和内固定所致的压力。

　　6. 臀筋膜室综合征　　虽然臀筋膜室综合征在文献中很少被报道，但解剖学研究表明臀部肌肉是分区的。对文献的系统回顾发现，文献中报道了 28 例臀筋膜室综合征，最常见的原因是长时间制动，占 50%。其他主要原因包括创伤（21%）和关节置换术（硬膜外镇痛），各占 21%。臀部受压时间过长会导致低灌注和随后的组织坏死。随后的水肿和静脉回流受阻增加了室内压力，也增加了发展为臀部筋膜室综合征的风险。总体而言，臀筋膜室综合征的风险因素包括以下几个方面。

- 长时间制动。
- 关节置换术中的硬膜外镇痛。
- 感染。
- 创伤。
- 血管手术。
- 肌内注射药物滥用。
- 意识水平改变（酒精或药物过量）。

具体体位的风险因素汇总见表 12-2。

表 12-2　体位原因所致的骨筋膜室综合征病因分析

截石位	腿部抬高 固定对腿部造成的压力 腹股沟血管受压
侧卧位	非手术部位对下肢的压力 腹股沟区域血管结构梗阻
仰卧位	四肢受压 颈部血管受压 仰卧位倾斜时四肢的抬高
俯卧位	腹股沟血管受压 大腿上的压力 面部压力增加
沙滩椅位	腹股沟血管受压 固定对四肢的压力 四肢抬高

　　7. 骨筋膜室综合征的术中诊断　　术中诊断骨筋膜室综合征具有挑战性。外科医生必

须意识到与骨筋膜室综合征的发展相关的主要危险因素，包括以下几点。

- 手术时间延长（＞5小时）。
- 截石位。
- 四肢受压。
- 腹股沟血管受压。

如果术中怀疑骨筋膜室综合征，笔者建议在患者全身麻醉时使用 ICP 设备测量间室内压力。生理状态下，在心脏水平，仰卧位四肢正常筋膜室内压为 5mmHg。骨筋膜室综合征时表现为室内压和舒张压的压力差 $\Delta P \leqslant 30mmHg$。

8. 治疗建议　治疗时应对患肢所有筋膜室进行彻底地减压。最有效和最常用的方法是彻底皮肤、筋膜切开术（图 12-5）。我们建议使用创面负压疗法保护筋膜切开，但也可以使用聚亚安酯合成皮肤替代物，如 EPIGARD®。根据创面局部软组织情况，二次闭合通常在术后 5 天左右进行。

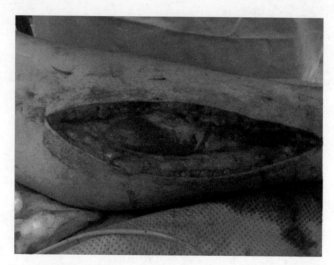

图 12-5　早期骨筋膜室综合征表现为切开的筋膜下组织及小腿的肌肉肿胀

四、局限性和缺陷

骨筋膜室综合征的诊断是有挑战性的，特别是在全身麻醉手术中，因为患者不能表达他们的症状。截石位与体位性骨筋膜室综合征的发生有关。该体位主要用于泌尿外科和妇科手术。通常情况下，泌尿外科医生和妇科医生并不经常参与骨筋膜室综合征的治疗，因为治疗通常由普通外科、骨科或创伤外科医生进行。如果术中或术后怀疑有骨筋膜室综合征，应立即咨询在骨筋膜室综合征诊断和治疗方面有经验的医生。

虽然外科技术和数字技术的进步为微创手术提供了巨大的潜力，减少了手术并发症和发病率，但它也与新的并发症相关。这种情况在机器人手术（如达·芬奇手术）中尤其如此，因为外科医生并不直接靠近患者。虽然对手术的关注度很高，但患者的整体情况却有所忽视，这有可能导致围手术期并发症。

五、展望

手术体位引起的骨筋膜室综合征是一种罕见的并发症，但可能会严重影响患者的生活质量。发展无创性的术中和术后监测室内压力的设备是未来研究和发展的一个有用的方向。

（郑钧键　译　王洪涛　校）

第13章 儿童急性骨筋膜室综合征

David J. Hak

骨筋膜室综合征由多种病因引起，最常见的病因是高能量损伤，而儿童比成年人少见。虽然儿童骨筋膜室综合征的病理生理学与成年人相同，但儿童骨筋膜室综合征与成人不同之处在于体格检查与年幼儿童的沟通方面存在一定的困难。此外，由于该综合征在儿童中并不常见，因此医护人员可能不熟悉儿童骨筋膜室综合征的临床特征。虽然在成年人中观察到的急性骨筋膜室综合征通常是在受伤后 24 小时内发生，但有学者认为儿童从受伤到出现筋膜室压力峰值的时间可能更长。据报道，儿童发生非骨折所诱发的骨筋膜室综合征的病例，出现相应的临床症状或体征时间更长。

一、流行病学

创伤是儿童和成年人发生骨筋膜室综合征最常见的病因；其他非创伤性原因包括血管损伤、手术体位、感染和中毒。骨筋膜室综合征可发生于任何年龄段的儿童。10 岁以下儿童发生骨筋膜室综合征的病因通常是创伤或感染，而 14 岁以上青少年的病因通常是外伤或手术体位。骨筋膜室综合征多发生于男性，尤其是青春期男性。

儿童骨筋膜室综合征最常见于肱骨髁上骨折、前臂骨折、股骨干骨折。肱骨髁上骨折和股骨干骨折的治疗随着时代进步而发生改变，因此这些损伤后引起的骨筋膜室综合征发生率下降。以往常采用闭合复位和过屈位石膏固定治疗的肱骨髁上骨折，而现在采用闭合复位和经皮克氏针固定，且无需在过度屈位固定。以往采用骨牵引治疗的股骨骨折，现在采用 Spica 石膏或手术固定（弹性钉或锁定钢板固定）治疗。儿童出现骨筋膜室综合征的最常见病因与成年人一样，多为外伤，尤其是胫骨干骨折。约 40% 的儿童骨筋膜室综合征是由于胫骨干骨折所致。

二、诊断

诊断 5 岁以下儿童的急性创伤性骨筋膜室综合征具有挑战性。年幼的儿童无法准确地用语言表达症状，同样也难以配合体格检查，这增加了准确诊断骨筋膜室综合征的难度。骨筋膜室综合征的诊断往往是基于临床检查结果，如果儿童处于骨筋膜室综合征风险因素之下，则可能需要测量筋膜室压力。测压对于清醒的儿童来说是很困难或者说是不可能的，通常需要麻醉镇痛帮助。虽然"5P"征（疼痛不成比例或严重程度增加、被动牵拉痛、高度肿胀、感觉异常和瘫痪/运动障碍）仍然是诊断成人骨筋膜室综合征的参考指标，但"3A"征的诊断标准被建议用于诊断儿童骨筋膜室综合征。"3A"征包括①烦躁（Agitation）；②焦虑（Anxiety）；③镇痛药物（Analgesia）需求持续增加。

三、胫骨骨折

胫骨骨折是儿童发生骨筋膜室综合征的最常见病因，特别是高能量损伤。在回顾43例与儿童胫骨骨折相关的急性骨筋膜室综合征病例中，83%的病例是由交通伤引起的。据报道，开放性胫骨骨折的儿童中有4%会发生骨筋膜室综合征。最近的一项研究报告了216例儿童胫骨骨折患者中，骨筋膜室综合征的发生率为11.6%。此研究中骨筋膜室综合征诊断率较高的原因可能是更多地使用筋膜室压力测量。这项研究中的多因素分析发现，交通伤导致14岁以上的儿童发生骨筋膜室综合征的风险更高。在12岁以上因交通伤导致胫骨骨折的儿童中，发生骨筋膜室综合征的概率为48%。在美国儿科创伤登记的大型系列调查中，开放性胫骨骨折的骨筋膜室综合征的发生率为6.2%，闭合性胫骨骨折的骨筋膜室综合征的发生率为3.3%。

儿童胫骨结节撕脱骨折是一种特殊的可增加儿童发生骨筋膜室综合征风险的外伤。胫前动脉的相关损伤可导致高达10%的胫骨结节撕脱骨折的儿童出现骨筋膜室综合征。在6例胫骨远端骨折的儿童中报告了一例以踝关节伸肌支持带为中心独特的骨筋膜室综合征。这些患者具有典型的骨筋膜室综合征的症状和体征，包括踝关节肿胀和剧烈的疼痛，被动牵拉痛，第一跖间隙感觉减退，拇长伸肌和趾总伸肌无力。踝关节伸肌支持带下方的筋膜室内压力 > 40mmHg，而前筋膜间室的压力 < 20mmHg。通过手术松解伸肌支持带及骨折的固定，迅速缓解了这例患儿骨筋膜室综合征的症状。

四、肱骨髁上骨折

据报道，目前肱骨髁上骨折相关的骨筋膜室综合征发病率仅为0.1% ~ 0.3%，其中最常累及前臂掌侧筋膜室。虽然肱骨髁上骨折相关的骨筋膜室综合征常累及前臂掌侧，但也有涉及前臂、上臂的骨筋膜室综合征的报道。对于肱骨髁上骨折和正中神经麻痹的患者，骨筋膜室综合征的诊断可能具有挑战性，因为神经损伤可能会降低儿童的疼痛感。当髁上骨折外固定固定肘关节屈曲 > 90°以上时，会增加发生骨筋膜室综合征的风险。

在 9 例肱骨髁上骨折闭合复位后发生的前臂掌侧骨筋膜室综合征，而有 8 例肘关节屈曲 > 90°，这被确认为是致病因素。肱骨髁上骨折相关的肱动脉血管损伤，可能引发再灌注期间出现肿胀加剧的情况，这也增加了发生骨筋膜室综合征的风险。在一组回顾性病例研究中，9 名脉搏消失的肱骨髁上骨折且手部灌注不足的儿童中，有 2 名发生了骨筋膜室综合征，而有 24 名手部无脉搏，但有灌注的儿童中没有发生骨筋膜室综合征。以前曾推荐对移位的肱骨髁上骨折进行急诊治疗，但几项研究表明，延迟 8 ~ 12 小时治疗并不会增加骨筋膜室综合征的风险。对于出现明显神经血管损伤的患者，仍建议急诊手术治疗，并建议密切观测严重肿胀的患者。

五、前臂骨折

儿童前臂骨折也可导致骨筋膜室综合征。在美国儿科创伤登记的大型系列调查中，前臂开放性骨折骨筋膜室综合征的发生率为 2.3%，前臂闭合性骨折的发生率为 0.72%。在另外一项病例数较小的研究中，儿童前臂开放性骨折骨筋膜室综合征的发生率从 7.7% 升高到 11%。另一项研究中，以手术时间长短来衡量的广泛闭合操作增加了采用髓内钉治疗前臂骨折的儿童术后发生骨筋膜室综合征的风险。此项研究报道，6% 的开放性骨折和 10% 的闭合性骨折使用髓内钉固定后出现前臂骨筋膜室综合征。相比之下，他们报道了 205 例接受闭合复位和石膏外固定治疗的前臂骨折，没有出现骨筋膜室综合征。因此，在闭合前臂骨折行髓内钉固定时，建议使用小切口辅助骨折复位，以最大限度地减少操作次数。而另一项研究在大部分病例中使用上述技术，发现在 74 例手术治疗的闭合性前臂骨折中，没有出现骨筋膜室综合征。早期手术固定可能会增加发生骨筋膜室综合征的风险。30 例儿童前臂骨折在伤后 24 小时内行髓内钉治疗，2 例发生骨筋膜室综合征，73 例伤后 24 小时后行髓内钉治疗的患儿，均未发生骨筋膜室综合征。

六、同侧肱骨和前臂骨折

漂浮肘关节损伤、同侧肱骨远端骨折和前臂骨折的儿童可能会增加骨筋膜室综合征的风险。一项小型研究分析 9 名同侧肱骨骨折和前臂骨折的患者，这种损伤类型的骨筋膜室综合征的发生率为 33%。在另一项研究，对 10 例前臂骨折行闭合复位管型石膏固定术的浮肘损伤患者，报道了 2 例骨筋膜室综合征和 4 例即将发生的骨筋膜室综合征。相反，6 例肱骨远端和前臂骨折均安全地进行了闭合复位和克氏针固定，没有出现骨筋膜室综合征。这种同侧肢体联合损伤所带来的肿胀风险增加，应避免管型石膏固定。Muchow 等报道的一大型研究分析中，对漂浮肘部损伤是否会显著增加出行骨筋膜室综合征的风险表示怀疑。在 150 例同侧肱骨远端骨折合并前臂骨折的病例中，没有出现骨筋膜室综合征的报道；然而他们注意到与单独的肱骨远端骨折相比，漂浮肘部损伤的神经损伤率更高。由于神经损伤的风险增加，这可能会影响骨筋膜室综合征的诊断，因此有必要警惕对浮肘损伤儿童骨筋膜室综合征的漏诊。

七、股骨骨折

儿童股骨骨折治疗中使用髋人字石膏固定，这可能导致骨筋膜室综合征的发生。这些病例中，多数先使用短腿石膏，然后对腿部进行牵引，笔者推测是因为石膏压迫腿部后侧肌间隔而导致骨筋膜室综合征。

八、新生儿骨筋膜室综合征

一种累及上肢的类似骨筋膜室综合征的疾病被认为是由新生儿低血压和分娩创伤共同引起的，被描述为新生儿骨筋膜室综合征。这是一种罕见的情况，经常被延误诊断。前臂的早期皮肤损伤被认为是鉴别这种罕见疾病的临床表现。

九、儿童骨筋膜室综合征的非创伤性原因分析

儿童骨筋膜室综合征的非创伤性原因虽然较少见，但重要的是要了解在没有骨折的情况下也可发生骨筋膜室综合征，并对不典型表现的症状需要保持警惕。在 12 例非创伤性骨筋膜室综合征中，10 例患者在重症监护病房接受治疗。最常见的病因是医源性所致，骨筋膜室综合征其他的非创伤性原因包括肝衰竭、肾衰竭、白血病和血友病引起的凝血障碍。在行筋膜切开减压术时，必须同时对凝血问题进行治疗。毒蛇咬伤释放的毒液是导致儿童骨筋膜室综合征的另一个非创伤性原因。据报道，在大多数患儿中，使用抗蛇毒血清可以减少蛇咬伤后筋膜切开减压。与运动相关的骨筋膜室综合征也可能发生，通常见于男性青春期的竞技运动员。

十、治疗

对于疑似骨筋膜室综合征的患者，应及时去除其外部压迫，并将肢体维持在心脏水平。同时应常规对这些患者进行密切的临床监测和（或）测量筋膜室内压力。对于已确诊的骨筋膜室综合征患者，及时行筋膜切开减压术，以避免组织坏死和功能障碍是至关重要的。正如本书其他部分所描述的，筋膜切开减压术的压力阈值是存在争议的。研究发现，儿童的正常筋膜室内压力高于成人。儿童小腿的平均室压在 13.3 ～ 16.6mmHg，

而成年人的平均筋膜室压在 5.2 ～ 9.7mmHg。

十一、总结

　　诊断儿童骨筋膜室综合征主要是基于临床检查的结果和对损伤类型的判断。外伤后对镇痛药的需求增加，提示临床医生应考虑骨筋膜室综合征的可能性。在儿童中需要考虑的其他表现，包括焦虑和不安的加重。筋膜室内压力测量可用于诊断不明确或无法沟通的患儿，但儿童通常需要镇静才能配合测量，而且因为儿童的正常筋膜间室压力高于成人，应谨慎思考这些压力测量值。患有胫骨骨折的儿童发生骨筋膜室综合征的风险往往最高，但一些创伤性和非创伤性损伤也可能导致儿童骨筋膜室综合征。

（许运德 译 廖 亮 校）

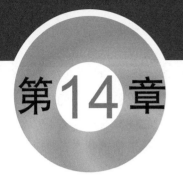

第14章 多发伤患者的骨筋膜室综合征

Christopher Lee and Robert V. O'Toole

一、背景

虽然医务人员对诊断清醒或有意识患者的骨筋膜室综合征有一定困难，但对多发伤患者的诊断变得更加困难。许多临床医生认为，骨筋膜室综合征的临床症状和体征是鉴别诊断中最重要的部分。骨筋膜室综合征早期的诊断和治疗对于多发伤患者防治并发症（包括可能的截肢）同样至关重要。不幸的是，多发伤患者往往昏迷不醒，插管，无法配合检查，加上高能量损伤导致的四肢疼痛，使得诊断骨筋膜室综合征非常困难。当务之急是如何鉴别高危损伤的患者，尤其对那些无法配合临床检查的患者，医务人员应保持高度的警惕。即便如此，漏诊骨筋膜室综合征的可能性也非常大。

二、推荐

多发伤患者早期诊断骨筋膜室综合征仍然对成功治疗骨筋膜室综合征至关重要，就像非多发伤的患者一样强调早期诊断。骨筋膜室综合征的延误诊断及治疗与肢体永久性的感觉和运动障碍、挛缩、感染，甚至截肢有关。

三、体格检查

骨筋膜室综合征往往被称为临床诊断，其相关体征和症状被认为是最重要的或最早的客观临床表现。然而，临床症状和体征需要患者有清醒的意识进行配合检查。对文献的回顾表明，多发伤患者由于其他伤情可能会掩盖骨筋膜室综合征的症状，因此往往会造成对骨筋膜室综合征的误诊。

对于多发伤患者，存在着许多可能延误骨筋膜室综合征诊断的风险因素，包括患者精神状态及意识改变。在 Frink 等的研究，多发损伤且损伤严重程度评分 > 16 的患者从入院到筋膜切开减压术的平均时间为 38 小时，而普通伤员则为 13 小时。对于精神状态改变或疼痛评估难以进行的伤员来说，骨筋膜室综合征的临床体征没有太大帮助。只有伤者保持清醒的意识和配合，才能确定与创伤严重程度不成比例的疼痛、被动牵拉痛、肌肉麻痹及感觉异常。即使在一个清醒的多发伤患者身上，确定与骨折类型相关的疼痛程度也是困难的。疼痛感在创伤患者普遍存在，因此包括焦虑在内的社会心理因素会影响疼痛感觉的判断。其次，因镇痛药需求的增加，所以在多发伤时对于精神状态改变或疼痛评估不太准确，并且不能在伤员失去知觉的情况下应用。对多发伤患者进行体格检查的临床医生来说，对插管的患者进行体格检查的也是有难度的。骨筋膜室综合征的"晚期"临床表现是麻痹和瘫痪。而急性骨筋膜室综合征的常见体征是可触及的肿胀，但即使是在清醒的非多发损伤患者中也仍具有高度主观性。

由于多发伤患者的患肢使用夹板和绷带固定，无法对其受伤的肢体进行充分的评估。尽管肿胀的敏感度为 54%，高于其他临床症状和体征，但其特异性（76%）和阴性预测值（63%）却远远低于其他临床症状。此外，多数临床医生对于实施筋膜室测压措施存在一定困难。在 Schuler 等的研究中，当压力分别为 20mmHg、40mmHg、60mmHg 及 80mmHg 时，建议行筋膜前室切开术的概率分别为 19%、35%、45% 及 56%。而行小腿后部筋膜室切开术的概率分别为 19%、19%、56% 及 64%。当将患者肿胀硬度描述为正常、轻度肿胀或高度肿胀时，仅压力为 80mmHg 的情况下将筋膜室描述为高度肿胀。

四、危险因素评估

对于气管插管、无意识或使用镇静药的患者，其临床症状和体征的临床评估往往意义不大，因此高度警惕多发伤患者的骨筋膜室综合征非常关键。年轻人的胫骨干骨折后发生骨筋膜室综合征的概率较大，青壮年的骨筋膜室综合征患病率是 60 岁以上人群的 50 倍。在 McQueen 等的研究发现，骨筋膜室综合征在 12 ～ 19 岁和 20 ～ 29 岁的受伤人群中发生率最高。过去，学者们认为这是由于筋膜室和其中所包含肌肉的相对容量所致。Court-Brown 和 Shore 等的研究中，他们将遭受高能量所致胫骨骨折的青少年确定为骨筋膜室综合征的高危人群。损伤的部位也有助于将患者分为高危组和低危组。骨筋膜室综合征与胫骨骨折的关系是最典型的，文献报道发生率为 2.7% ～ 15%。高能量的胫骨平台骨折出现骨筋膜室综合征的风险更高，合并腓骨骨折会增加发生骨筋膜室综合征的风险。骨筋膜室综合征风险增加的原因包括胫骨近端肌肉丰富和血管损伤的位置。Allmon 等的研究发现，胫骨骨折线的长度大于胫骨长度的 20% 是发生骨筋膜室综合征的一个危险因素。

骨筋膜室综合征的影像学预测非常适用于无法配合临床检查的多发伤患者。在 Ziran 等的研究，胫骨干与股骨干的位移和股骨最宽处的比值是预测胫骨平台骨折引起骨筋膜室综合征的一个危险因素。他们发现当比值 > 10% 时，骨筋膜室综合征的风险可增加 3 倍。在枪伤中，弹道损伤导致的胫腓骨近端 1/3 骨折发生骨筋膜室综合征的风险最大。

五、血清标记物

早期用于诊断或鉴别骨筋膜室综合征患者的筛查标记物已在临床应用（包括特定生物标志物）。因为多发伤患者的精神状态可能会影响临床评估，所以这些客观的指标特别适用于这类患者。在 Kosir 等的前瞻性观察研究中，符合高风险标准的患者，包括开放性或闭合性胫骨骨折、腹部筋膜室综合征、骨盆或下肢挤压伤，这些患者在入院时接受了骨筋膜室综合征筛查方案，随后在入院前 48 小时内每 4 小时进行一次筛查，包括小腿周长测量、疼痛评估、血管和神经系统的检查。出现任何异常的检查结果都必须监测筋膜室内压力。在本研究中，没有漏诊骨筋膜室综合征的患者病例。笔者发现在入院 24 小时内发生骨筋膜室综合征的患者中，有明显的碱不足 [（12.9±5.9）mEq/L 对（7.5±5.0）mEq/L]，更高的乳酸水平 [（13.0±5.2）mmol/L 对（5.4±2.8）mmol/L]，以及更大的 PRBC 需求（28.4 单位对 9.3 单位）。肌酸激酶（CK）和乳酸脱氢酶也与骨筋膜室综合征有关。接受单一肢体灌注治疗的患者在第一个治疗日后，CK 值超过 1000U/L 与骨筋膜室综合征有关。LDH 值达到峰值时间比 CK 值晚 2.9 天，其意义不大。Valdez 等研究发现，当 CK 值 > 4000U/L，氯化物浓度高于 104mg/dl，BUN < 10mg/dl 时，提示骨筋膜室综合征。当上述化验结果均无异常时，患者均无骨筋膜室综合征。当出现 1 个、2 个或 3 个异常结果时，骨筋膜室综合征发生的概率分别为 36%、80% 和 100%。该研究是一项回顾性研究，患者数量有限，未来的研究需要验证这些发现并将其与临床检查相关联。CK 值对多发伤患者诊断骨筋膜室综合征的临床意义不大，其可能是由于多发伤本身导致升高。

六、压力测量

多发伤患者除干扰病史采集和体征评估的因素外，由于各种原因会出现舒张压降低的情况。骨筋膜室综合征可能在相对较低的阈值压力下就会发生，因此这类患者发生骨筋膜室综合征的风险增加。由于多发伤患者不能配合临床检查，有创压力监测适用于这类患者。在北美地区 Stryker 筋膜室内压力监测仪已被广泛应用于临床，目前的数据表明该设备放置在骨折水平 5cm 内是最佳的。因为小腿前筋膜室最常累及，所以最常用的测量部位是小腿的前侧和后侧筋膜室。通过广泛的讨论来确定减压的阈值，争论的焦点在于单独使用筋膜室内压力还是压力差（ΔP）来作为减压的阈值。经过研究已经认识到个体对于筋膜室内压力的耐受性差异很大，可能与血压或灌注压有联系。因此，利用压力差（$\triangle P$）作为判断骨筋膜室综合征的阈值得到同行认可。

临床证据和实验数据表明，麻醉前筋膜室内压和舒张压的差值 $\triangle P \leqslant 30mmHg$ 是行筋膜切开术的安全阈值。单独使用筋膜室内压力测量可能导致不必要的筋膜切开。在 Prayson 等的研究，84% 的患者的压力差 $\triangle P \leqslant 30mmHg$ 却没有临床证据表明其存在骨筋膜室综合征。然而这个研究的样本量小不能说明问题。Whitney 等对 48 名胫骨骨折的患者研究后发现，35% 压力差 $\triangle P \leqslant 30mmHg$ 的患者没有临床证据表明这些患者出现骨筋膜室综合征，验证了 Prayson 提出的单一压力测量存在较高假阳性率。

爱丁堡的推荐方案是通过连续的筋膜室内压力测量，并采用 2 小时内压力差 $\triangle P \leqslant 30mmHg$ 的作为筋膜切开术的阈值，采用这种方案能缩短确诊骨筋膜室综合征的时间，并不会提高筋膜切开术的概率。虽然临床数据似乎表明，以 $\triangle P \leqslant 30mmHg$ 为阈值不会遗漏任何骨筋膜室综合征，但这并不意味着出现该值就表明存在骨筋膜室综合征。归根结底，临床医生保持高度的临床警惕和意识是目前最佳的做法。由于在诊断多发伤患者的骨筋膜室综合征方面存在挑战，因此必须了解高危因素和诊断骨筋膜室综合征的方法，同时也要了解我们目前在多发伤患者中诊断方法的局限性。研究表明，单独使用临床检查、实验室标记物、筋膜室内压力监测等方法来诊断多发伤患者的骨筋膜室综合征，均可能会产生很高的假阳性率，而且会导致不必要的筋膜切开术。并且，漏诊骨筋膜室综合征会造成严重的后果。因此，多发伤患者的骨筋膜室综合征的诊断仍然是一个困难的挑战。

七、局限性和缺陷

多发伤患者的意识状态各不相同，对临床检查的配合程度有限，且注意力不能集中，因此在诊断骨筋膜室综合征时面临着挑战。临床医生对如何管理高危患者缺乏共识，很大程度上无法对骨筋膜室综合征的早期阶段区分缺血的创伤肢体、即将是否发展为骨筋膜室综合征的创伤肢体。

虽然有些学者主张对昏迷、镇静或气管插管的患者进行连续的筋膜室内压力监测，但仍存在争议，在北美地区也不常使用。McQueen 等的研究提出，将 48 小时内能缝合筋膜切开术的伤口，作为判断不需要行筋膜切开术的指标。然而，这仍然是一种主观的、未经证实的用于确诊骨筋膜室综合征的方法。大多数创伤外科医生都遇到过这种复杂的情况：未发生骨筋膜室综合征的情况下却难以缝合切口；如果没有明显的骨筋膜室综合征表现，且未确诊骨筋膜室综合征，如患者要求尽早出院，则可以立即缝合伤口。

因此，用这种方法来确诊骨筋膜室综合征，是有待商榷的。尽管使用连续压力监测可能会导致筋膜切开术的概率增加，但对于有干扰性损伤和其他因素掩盖临床表现的患者来说，这可能是诊断骨筋膜室综合征的可靠方法之一。遗憾的是，我们仍然没有找到最可靠的方法来诊断骨筋膜室综合征。目前，外科医生必须衡量不必要的筋膜切开术所产生的过度医疗风险与漏诊骨筋膜室综合征的潜在临床和法律后果。

在临床研究骨筋膜室综合征的所有领域，一个重要的局限性是缺乏对骨筋膜室综合征的确切含义。文献几乎普遍使用筋膜切开减压术的临床表现作为骨筋膜室综合征的同义词，这使得研究发生错误的可能性增加，并且导致外科医生对哪些患者存在骨筋膜室综合征产生很大的分歧。这种局限性很少被讨论，但它是影响该领域所有工作的主要缺陷。

八、展望

多发伤患者骨筋膜室综合征诊断的未来方向聚焦在新技术用于诊断和预防骨筋膜室综合征。目前正在研发多种用于诊断骨筋膜室综合征的新技术，并在前瞻性试验中进行研究。Odland 等介绍了一种新方法，一种新型的导管监测系统 (CMS) 导管，10 例单纯胫骨干骨折经髓内钉固定治疗的患者在手术室中置入这种导管。这是与传统的 Stryker 导管连接到 Stryker 室内压力测量装置一起完成的。在 24 小时观察期内，每小时记录所有导管和血压读数。他们得出的结论是：与传统的 Stryker 导管相比，CMS 导管是安全的，相关性一致 (R^2=0.8)。另外，对其进行 LDH 和 CK 水平分析，发现骨筋膜室内压与肌酶水平呈正相关，灌注压与肌酶水平呈负相关。尽管血清 CK 和 LDH 水平证实是升高的，但不能作为诊断骨筋膜室综合征的标准。虽然血清 CK 和 LDH 值低可能意味着无损伤，但血清值低也可能发生在严重损伤和无灌注的情况下。生物学标记物也被探索作为诊断骨筋膜室综合征的方法。葡萄糖、乳酸和丙酮酸水平可以检测动脉闭塞、静脉高压和低灌注情况下的肌肉缺血，组织中葡萄糖浓度可检测血管闭塞后 15 分钟内的组织缺血情况。在犬类模型中研究了与骨筋膜室综合征有关的葡萄糖水平。在本研究中，将监测 12 只实验犬，在平均室压为 74mmHg 时造成急性骨筋膜室综合征。在骨筋膜室综合征发生的 15 分钟内，葡萄糖浓度和氧分压都明显下降，发现肌肉内葡萄糖浓度低于 97mg/dl 对骨筋膜室综合征的诊断具有 100% 的敏感性。然而，这项研究未在受伤的人群中进行临床研究，但是这是未来的方向，在无法进行临床诊断的情况下可以用客观数据来评估是否存在骨筋膜室综合征。

一种无创仪器，即使用近红外光谱测量组织氧合来确定是否存在骨筋膜室综合征。近红外光谱利用不同的光吸收特性，以及 Beer-Lambert 定律计算含氧量和脱氧血红蛋白浓度。使用输液方法，在动物实验中制造骨筋膜室综合征模型表明，近红外光谱值与骨筋膜室综合征的严重程度成反比关系。Schuler 等对 26 例患者进行研究，近红外光谱法测量 6 例不合并骨筋膜室综合征的单侧胫骨骨折患者受伤和未受伤的肢体。研究结果显示，与未受伤的对侧肢体相比，受伤肢体的含氧量可增加 15.4%，这表明受伤的肢体的血流量增加。在 Schuler 等随后的研究中，用近红外光谱仪评估了 14 名临床诊断为骨筋膜室综合征的患者，并进行了筋膜室内压力测量。近红外光谱值在前筋膜室、侧筋膜室、后深筋膜室和后浅筋膜室分别平均下降 10.1%、10.1%、9.4% 和 16.3%。

笔者推测，这些结果表明，如果患者下肢创伤或骨折，其肢体出现充血，那么临床医生就应该考虑受伤肢体的血供受损。近红外光谱可以提供一种方法来评估气管插管、昏迷的多发伤患者是否存在骨筋膜室综合征。然而，近红外光谱仪的数值受皮肤色素的影响，对于双侧肢体受伤的患者，其适用性可能受到限制。

关键信息

诊断多发伤患者的骨筋膜室综合征仍然是一个特别具有挑战性的临床问题。众所周知，及时诊断骨筋膜室综合征和早期手术治疗可以为患者提供最理想的结果。对多发伤患者的诊断可能更具挑战性，因患者意识改变，不能配合临床检查，会使临床情况变复杂。鉴别高危患者仍然是关键的一步。特别是 12～29 岁的青年似乎是发生骨筋膜室综合征的一个年龄因素，胫骨骨折是最常见的病因。高能量的胫骨平台骨折仍然是高风险骨折。生化指标包括乳酸升高，CK 和 LDH 值升高，以及更高水平的 PRBC，这些都应引起医护人员的警惕。最后，使用连续的筋膜室压力测量结合上述检查有助于及时诊断骨筋膜室综合征。进一步研究氧含量、葡萄糖、乳酸及其他肢体内的局部测量指标，但有些指标尚未在临床上使用，有待进一步验证。作者目前主张综合使用这些临床方法来明确诊断多发性创伤患者的骨筋膜室综合征，同时应认识到单独使用这些方法可能会导致骨筋膜室综合征的误诊或过度诊疗。

（许运德 廖 亮 译 苏 伟 校）

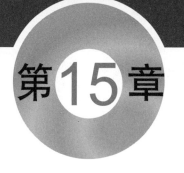

第 **15** 章 骨筋膜室综合征的特殊情况

Ioannis V. Papachristos and Peter V. Giannoudis

一、背景

● 骨筋膜室综合征发生在任何年龄段骨科急诊的人群。

● 早期诊断早期治疗对临床预后至关重要。

● 急性骨筋膜室综合征常见于下肢骨折或挤压伤，然而事实表明，情况并非总是如此。

● 系统性疾病很少引起骨筋膜室综合征。

● 特殊解剖位置、罕见的情况、药物相互作用及副作用、外科手术和特殊骨折也可能与该综合征有关。

● 本章将概述和分析可能遇到骨筋膜室综合征的各种罕见情况。

二、推荐内容

● 医生在诊治可能患有骨筋膜室综合征的患者时需要高度警惕。

● 良好的病理生理学知识有助于指导外科医生遇到非典型骨筋膜室综合征时做出正确的诊断。

● 应了解骨筋膜室综合征的非典型临床表现、病因或其他致病因素。本章内容是为了提高医生们对这些罕见情况的认识。

三、局限性和缺陷

这项研究是对各种罕见的骨筋膜室综合征的临床表现的一个大体的概括和分析。不可能包括所有骨筋膜室综合征临床表现。我们对现有文献进行了广泛的回顾，但我们承认可能还有一些没有提到的案例或特殊情况。

四、展望

关于骨筋膜综合征的诊断措施还需要进一步的研究。通过阅读分析更多的文章将使我们对这个多样化的问题有更深入的了解。

五、引言

骨筋膜室综合征的特点是前臂或腿部等肌间隔、骨、骨筋膜组成的筋膜室压力升高，导致淋巴和静脉回流减少，继而导致动脉灌注减少；也将导致筋膜室内神经肌肉缺血缺氧，甚至出现坏死。如果不及时治疗会导致肌肉挛缩、感觉障碍、麻痹、永久性残疾、截肢，甚至死亡。为了降低骨筋膜室综合征的发病率、优化治疗效果，临床医生需要对骨筋膜室综合征的病理生理学、诊断方法、病因和治疗有清楚的认识。骨筋膜室综合征的典型病例是年轻男性小腿骨折或严重损伤，表现为腿部肌肉严重肿胀，持续疼痛与损伤不相符，疼痛不能用镇痛药缓解；然而罕见的情况，如异常情况、常见的全身系统性疾病、药物、手术操作和非典型情况等，都会因为并发骨筋膜室综合征而变得复杂。

六、非典型情况

疲劳性骨筋膜室综合征是由于剧烈运动导致过度收缩的肌肉在密闭的腔隙内肿胀，继而导致组织压力增加。1912 年 Wilson 第一个描述了这种不常见的骨筋膜室综合征，后来 Vogt 在 1945 年称之为"三月坏疽"，运动后骨筋膜室综合征可分为急性、亚急性和慢性，这取决于其表现得紧急与否；最初认为只出现在运动员身上，但 Edmundsson 等在 2007 年报道说，在接诊 73 名非体育运动员患者中有 36 名患有慢性运动性疼痛，他们被诊断为慢性运动性骨筋膜室综合征。疲劳性骨筋膜室综合征常发生在有久坐的生活方式和积极参加激烈的体育活动的人群中。

Livingston 等 2018 年发表了关于 7 名年轻运动员患有下肢急性疲劳性骨筋膜室综合征（acute exertional compartment syndrome，AECS）的病例报道。在他们的回顾性研究中，他们比较了运动后患急性骨筋膜室综合征的年轻运动员和骨折后出现类似症状的患者从症状出现到诊断的时间，以及筋膜室减压的情况；年轻运动员组平均在症状出现 97 小时后诊断，而骨折组为 19 小时，只有 1 名患者需要 4 个筋膜室都切开减压。这 7 名患者中有 5 名完全康复，而另外 2 名患者踝关节功能部分丧失，需要佩戴踝关节矫形器。Livingston 等假设当症状出现超过 24 小时后诊断的骨筋膜室患者中有 50% 在最后的随访中出现严重的肌肉坏死和肢体功能丧失。相反，当急性疲劳性骨筋膜室综合征的诊断是在症状出现 24 小时内，没有证据表明会出现远期后遗症；Livingston 等还强调急性疲劳性骨筋膜室综合征患者能够负重，这使得诊断复杂化，因为临床医生认为急性骨筋膜室综合征出现后的疼痛难以负重行走；在他们的系列研究中，86% 的患者表现出神经功能损伤，而骨折组中 20% 的在诊断患者骨筋膜室综合征表现出神经功能损伤，这表明神经功能损伤在诊断时已经存在；在急性疲劳性骨筋膜室综合征中胫骨前、外侧筋膜室比后侧筋膜室受到的影响更大，可能是因为胫骨前肌和腓骨长肌的快速收缩纤维比例更高，容易缺血，而后筋膜室肌肉有较高比例的慢收缩纤维，使其具有较高的抗缺血、缺氧能力；然而，在 Livingston 的系列研究中，尽管测量的平均筋膜室内压力很高（91mmHg），但压力与肌肉损伤之间没有相关性，但诊断时间超过 24 小时与肌肉坏死之间有很强的相关性。McKinney 等 2018 年报道了 1 例急性劳累性骨筋膜室综合征影响胫骨前筋膜室的病例，主要表现为足部下垂，通过前外侧筋膜室切开减压术、切除坏死肌肉及对症支持治疗，患者除了踇长伸肌腱坏死而不能伸展踇趾外，其余肢体功能恢复正常。Nicholson 等报道了一名 24 岁健康女性在长期骑马后出现腓侧筋膜室压力增高的骨筋膜室综合征。这是报道的第一例与非地面接触体育活动有关的病例。患者出现骨筋膜室综合征表现，首先表现为在踝部和足背间隙有感觉障碍，腓骨长短肌肉无力，前外侧筋膜室疼痛，当进行 4 个筋膜切开减压术时发现该筋膜室内组织已出现坏死，腓总神经、胫前肌和另外两个筋膜室内组织正常，最后她恢复得很好，笔者推测这是由于长筒靴和腿部位置（膝关节屈曲、踝关节背屈及踝关节内翻）减轻了右小腿筋膜室压力，骨筋膜室综合征发生在右小腿，而不是左小腿，这可能是解剖差异。据报道，一名 55 岁男子因腓肠肌内侧头撕裂导致急性疲劳性骨筋膜室综合征，他当时正在奔跑赶公交车。对小腿 4 个筋膜室切开减压，术中显示腓肠肌内侧头肌肉在距膝关节 15mm 撕裂，同时伴有腓动脉破裂和血肿。此外，急性疲劳性骨筋膜室综合征还会累及上肢。2014 年，Bunting 等报道了一名 23 岁健康男性在长时间剧烈举重后发生的双侧冈上肌 AECS。超声引导下的筋膜室内压测量显示左侧和右侧斜方肌的压力分别为 24mmHg 和 25mmHg，左侧和右侧冈上肌的压力分别为 56mmHg 和 85mmHg。双侧冈上肌筋膜室内在正常压力为 3 ～ 20mmHg，此时双侧冈上肌急性疲劳性骨筋膜室综合征的诊断已经明确，筋膜室切开术使筋膜室内肌肉彻底减压并获得良好的恢复。

　　慢性疲劳性骨筋膜隔综合征（chronic exertional compartment syndrome，CECS）是过度活动损伤影响四肢的结果。小腿部是最常见的解剖部位，尤其是在长跑运动员中。慢性疲劳性骨筋膜室综合征是继胫骨内侧应激综合征之后引起劳力性腿部疼痛的第二大常见原因，发病率在 27% ～ 33%。在平均年龄为 20 岁的男性和女性中，发病率是一样的。最常受影响的筋膜室是胫骨前筋膜室和胫骨外侧筋膜室（或两者的组合），发病率高达所有慢性疲劳性骨筋膜室综合征的 95%。通常情况下，患者在运动强度和持续时间增加后会出现症状，而运动停止后症状会减弱。随着时间的推移，运动中疼痛可能会增加，患者在持续性活动中可能会受到更大的限制。由于症状在休息时得到缓解，这种疾病经常会在一段时间内没有得到诊断，从而增加了病情的严重性。慢性疲劳性骨筋膜室综合征是一种临床诊断，然而筋膜室内压力的客观测量有助于确诊。

在运动过程中，筋膜室内压力比基线水平增加 3 ~ 4 倍，在正常人群中在几分钟内恢复到基础水平，而在慢性疲劳性骨筋膜室综合征患者中，压力增加更明显，需要更长的时间才能恢复到基线水平（超过 10 分钟）。Pedowitz 等于 1990 年发表了基于筋膜室内压力的慢性疲劳性骨筋膜室综合征诊断标准的修订，直到那时在文献中还没有达成共识。这些标准是基于无慢性疲劳性骨筋膜室综合征的 210 个肌肉间筋膜室在运动前后用裂隙导管记录的肌内压力。根据临床观察，他们提出了 1 个或多个肌内压力标准来诊断小腿的慢性骨筋膜室综合征：①运动前压力大于或等于 15mmHg；②运动后 1 分钟压力大于或等于 30mmHg；③运动后 5 分钟压力大于或等于 20mmHg。这些标准的应用应导致低于 5% 的假阳性诊断的发生率。慢性疲劳性骨筋膜室综合征患者和非慢性疲劳性骨筋膜室综合征患者之间唯一的临床差异是肌肉疝，其发生率分别为 45.9% 和 12.9%。然而 Roberts 等在 2012 年质疑这些标准的有效性。他们回顾了 1966 ~ 2010 年的 38 项研究，得出的结论是，如果临床医生进行 IMP 测试，他们应使用标准化的导管深度，锻炼类型、强度和持续时间，鞋类和设备的规格，他们认为，除肌肉放松状态外，Pedowitz 设定的诊断慢性疲劳性骨筋膜室综合征的标准被认为是金标准，部分覆盖了正常健康受试者的测量范围。因此，他们得出的结论是运动前、运动中、放松后，以及放松 1 分钟后和放松 5 分钟后的最大压力值上限分别为 32mmHg、98mmHg、59mmHg、69mmHg 和 48mmHg。高于这些最大值的压力在任何情况下都可以认为是异常的。尽管这具有很高的特异度，但将这些值作为临界值可能会严重影响敏感度。因此他们指出 5 个时间点的平均可信上限为 14mmHg(运动前)、54mmHg（运动中）、18mmHg（放松）、36mmHg（放松 1 分钟后）和 23mmHg（放松 5 分钟后）。超过这些临界值必须与临床评估相结合，以便正确地进行诊断。

慢性疲劳性骨筋膜室综合征的非手术治疗包括休息，避免剧烈活动，伸展运动，消炎，纠正训练姿势和佩戴矫正器。但是，由于患者症状的严重程度及患者无法准确掌控自己的活动，很少采用这种治疗方法。释放前侧筋膜室和外侧筋膜室压力的成功率约为 80%，而后侧深部筋膜室压力释放的成功率可能为 50%。Irion 等在他们的 13 名优秀的年轻运动员的病例研究中，报道了在进行慢性疲劳性骨筋膜室综合征筋膜切开减压术后平均 10.6 周后，其先前活动水平的恢复率为 84.6%。4 个筋膜室彻底切开减压术后导致需要更长的时间来恢复参加完整的体育活动。在对 100 例 CECS 筋膜室切开减压术病例的回顾中，Detmer 报道的复发率为 3.4%。慢性疲劳性骨筋膜室综合征影响前臂时通常涉及屈肌筋膜室，因为在体育活动中，这些肌肉施加较高的力量，并且经常发生在划船、登山者和体操运动员中。开放式筋膜切开减压术是前臂慢性疲劳性骨筋膜室综合征的首选治疗方法。尽管如此,对使用单个或多个入路的内镜减压技术也有报道。

新生儿的骨筋膜室综合征很少见,通常会影响前臂、手腕和手部。最早的表现是出生时出现浅表皮肤病变或"水疱"。几种压力因素和新生儿状况可以诱发新生儿骨筋膜室综合征。局部机械原因包括脐带缠绕、胎儿姿势和羊水过少、双胎妊娠、母亲子宫畸形和羊膜束缩。例如,有呼吸窘迫、血管功能不全、凝血功能障碍和产妇妊娠糖尿病,以及新生儿自身状况都会加剧这种机械性压迫。应该与新生儿的坏疽(通常累及下肢)、坏死的筋膜炎(脓毒症和皮肤病变的发作过程)和先天性发育不良(先天性皮肤缺失;涉及对称头皮的溃疡,骨筋膜室综合征发生在躯干和四肢并自发愈合)进行区别。从出生到手术时机的选择是影响预后主要的因素。误诊可能导致肌肉和神经缺血,并导致远期并发症,如 Volkmann 缺血性挛缩和四肢发育障碍。出生后数小时进行急诊手术可获得良好的效果。Badawy 等在伴有弥散性血管内凝血病的新生儿骨筋膜室综合征的病例报道中,建议对疑似骨筋膜室综合征的新生儿进行筋膜切开减压术的决定应基于临床诊断,而非筋膜室内压。

特发性骨筋膜室综合征是没有任何明确的诱发因素而发生的骨筋膜室综合征。Matziolis 等在 2012 年报道了一例健康的男性,该男性接受了小腿筋膜切开减压术治疗,但没有明显的病因或潜在的健康异常,甚至频繁锻炼。Grevitt 等于 1991 年也报道了影响胫骨的类似病例,但我们必须强调的是这种类型在文献中仍然是极为罕见的。严重感染可能引起其他罕见的和非典型的骨筋膜室综合征,其特征表现是坏死性筋膜炎。在这种情况下,治疗效果与广泛的抗菌治疗和感染组织的广泛清创的累加效果相同。因此,罕见的感染会导致该病的发生。2017 年 Stull 等报道了一名因变形杆菌感染引起的骨筋膜室综合征接受治疗的 6 岁男孩小腿血肿的病例。诸如动静脉畸形和瘘管之类的血管异常可能是血肿形成和复发性筋膜室综合征的原因。据报道,伯恩茅斯的一名 31 岁健康男性出现了这种情况:他的大腿反复出现了 10 次急性骨筋膜室综合征。在最后一次进行的 MR 血管造影术中,显示了由于栓塞的深部和股浅动脉引起的异常血管。许多年前,这种血管异常被认为是由于既往的股骨固定而造成的,但笔者指出,也不能排除先前筋膜切开减压术后出现的。

七、系统疾病

糖尿病是使患者容易患上骨筋膜室综合征的疾病之一。非酶糖基化使糖尿病胶原变硬,微血管改变导致关节活动受限,皮肤改变和化学关节炎。结果,因筋膜弹性较差,在筋膜室压力升高时难以扩张。Coley 等 1993 年报道了一名 44 岁患有胰岛素依赖型糖尿病的妇女,伴有双侧小腿骨筋膜室综合征,经筋膜切开减压术进行有效治疗。Coley 等推测,长期糖尿病是导致关节僵硬和微观胶原蛋白改变的原因。Lower 和 Kenzora 于

1994 年发现与健康对照组相比，糖尿病患者足肌内压力增高。

除糖尿病性胶原蛋白调节外，这种机制还可以解释糖尿病患者中报道的骨筋膜室综合征的情况。尽管急性骨筋膜室综合征可见于 1 型糖尿病患者，但 Flamini 等在 2008 年报道了无症状 2 型糖尿病患者服用他汀类药物后的自发性骨筋膜室综合征。他们支持将他汀类药物与 2 型糖尿病联合使用可引起炎症、水肿和坏死的恶性循环。

甲状腺功能减退症是 Thacker 等于 1993 年报道的另一种导致骨筋膜室综合征的原因。他们描述了 1 名先前未诊断的男性患有黏液水肿的双侧小腿急性骨筋膜室综合征。在甲状腺功能减退症中，蛋白质外渗增加，以及淋巴回流障碍导致筋膜室内容物增加。一方面，骨骼肌肥大发生在 1% 的黏液变性肌病病例中，发生在成年人的糖尿病和婴儿和儿童的 Kocher Debre–Semelaigne 综合征被称为霍夫曼综合征。另一方面，缺乏甲状腺素会减少透明质酸盐的降解，并伴随 TSH 衍生的成纤维细胞刺激导致结缔组织含量增加。甲状腺功能减退症患者在轻度运动期间，能量需求的增加与横纹肌溶解的风险增加，从而增加骨筋膜室综合征发病风险。甲状腺功能减退症的系统性含义可以解释 Musielak 等在 2016 年报道的全部肢体骨筋膜室综合征病例。甲状腺功能减退症可引起血脂异常，如果用他汀类药物治疗，则可同时导致横纹肌溶解和并发 ACS。因此在新诊断的血脂异常中，提倡筛查甲状腺功能减退症，因为仅通过甲状腺补充即可纠正异常的血脂状况，从而避免他汀类药物治疗涉及的肌病风险。原发性甲状腺功能减退症合并肾上腺功能不全可导致横纹肌溶解和肌坏死迅速发作，即使治疗也可导致下肢功能障碍，且预后不良。

血液疾病或恶性肿瘤可成为骨筋膜室综合征的病因。通常在这种情况下潜在原因是不明原因的骨筋膜室综合征在筋膜切开减压术期间进行活检时发现的。一名 80 岁女性腿部肌肉出现了非霍奇金淋巴瘤浸润，从而导致骨筋膜室综合征；而白血病浸润导致一名 20 岁男子发生骨筋膜室综合征。在此情况下，建议进行积极的组织清创术以促进一期创面闭合，因为辅助化疗或放疗可能使任何开放性创面复杂化。未转化为急性骨髓性白血病（acute myeloid leukemia，AML）的骨髓肉瘤被认为是导致胫骨前部急性骨筋膜室综合征的原因。除浸润外，血液起源的急性骨筋膜室综合征的另一个原因是出血。发现患有血小板过多的骨髓增生性疾病的慢性粒细胞白血病（chronic phase of myeloid leukemia，CML）因为出血过多导致急性骨筋膜室综合征，并在筋膜切开术后持续存在，在通过细胞抑制治疗控制了其数量时 ACS 才被控制。但是，必须注意的是，在慢性粒细胞白血病中，血小板功能障碍并非总是由于其数量而引起的，应紧急寻求血液科的帮助。在儿童患者中也已经描述了基于慢性粒细胞白血病的非典型急性骨筋膜室综合征。

Clarkson 在 1960 年报道了另一例健康的 34 岁意大利女性，该女性由于毛细血管通透性增加而出现无法解释的周期性水肿和严重休克，导致血浆从血管内转移到间隙。血红蛋白浓度很高，因为红细胞可以从内皮中滤出，而且白蛋白也很低。这些症状出现在月经期前，但是子宫切除术和卵巢切除术未能解决问题，并且她死于严重休克。尸检未见结果，唯一引人注意的是该患者患有单克隆丙种球蛋白病。这种罕见的疾病又被称为系统性毛细血管渗漏综合征 (systemic capillary leak syndrome, SCLS)，迄今为止，全世界已有 500 例病例，主要发生在成年人中。另外，还发现横纹肌溶解症和骨筋膜室综合征有关。已经描述了通过筋膜切开减压术可以有效治疗所有四个肢体的骨筋膜室综合征，但是该综合征本身预后较差，易患多发性骨髓瘤和白血病。系统性毛细血管渗漏综合征分为三个阶段：前驱期、外渗期和恢复期。在前驱期，症状包括嗜睡、呕吐、腹痛和全身无力。在渗出期，胸膜、心包、会厌、黄斑和广泛性周围水肿并伴有休克。在恢复期，由于液体动员到血管内，可能会发生肺水肿。重要的是不要忽视其他常见的休克和过敏情况。该综合征的病因仍是未知的，没有发现常见的病因，已经报道采用了氨茶碱、特布他林、类固醇、血浆置换和沙利度胺等多种疗法，且均获得了不同程度的成功，死亡率为 25%～30%。

2018 年 6 月，首次发表的儿童期系统性毛细血管渗漏综合征荟萃分析，收集了 24 项相关研究，并表明该综合征也影响儿童，并有 75% 患急性病，但与任何单克隆性丙种球蛋白病均无关。

人体免疫缺陷病毒（HIV）感染也很少会因骨筋膜室综合征而变得复杂。病理生理学可能会有所不同：据报道，HIV 诱导的血小板减少症可导致出血和抗反转录病毒治疗引起的肌炎。双侧自发性小腿骨筋膜室综合征的罕见病例是由于抗反转录病毒引起的肌炎。

此外，据报道，手部骨筋膜室综合征可能与多发性硬化症的皮肤变化有关。

八、药物

他汀类药物，如羟甲基戊二酰辅酶 A（HMG-CoA）还原酶抑制剂被广泛用于治疗高脂血症。已知肌源性损害是其副作用之一。据报道骨筋膜室综合征的发生，是利培酮可能通过与细胞色素 P450（CYP）系统的相互作用而降低了辛伐他汀的代谢，导致血浆辛伐他汀升高，从而导致横纹肌溶解症和骨筋膜室综合征。

血清素综合征也被报道是骨筋膜室综合征的病因。该综合征涉及脑病，神经肌肉挛缩，阵挛和自主神经功能亢进。一名 68 岁的妇女正在服用帕罗西汀 [选择性 5- 羟色胺再摄取抑制剂（SSRI）] 和利培酮，并患有 5- 羟色胺综合征，从而导致横纹肌溶解和双小腿的骨筋膜室综合征。5- 羟色胺综合征被怀疑是一个致病因素，但利培酮的联合用药可能起到了作用。一名使用利培酮的 31 岁男性精神分裂症患者，在行走 1.5 小时后，在没有任何其他诱发因素的情况下出现了双侧小腿骨筋膜室综合征。

也有报道称，锂会引起非典型的骨筋膜室综合征：无创伤，无痛且仅影响 4 个小腿筋膜室中的一个。它被认为是锂对疼痛受体产生而引起疼痛感知的改变，使患者显得迟钝。

九、解剖异常

臀部骨筋膜室综合征很罕见。在 David 等的尸体研究中描述了臀部筋膜室：从外侧到内侧的 3 个筋膜室，其中一个围成一个封闭的筋膜室，一个臀小肌加上臀中肌，另一个包含臀大肌。坐骨神经功能障碍是常见的临床表现，尽管坐骨神经被封闭在一个单独的筋膜室，但仍可在臀部骨筋膜室综合征中受影响。坐骨神经受累主要归因于其滋养动脉的外部压迫，这最常见于自旋股内侧动脉和臀下动脉。在坐骨神经的两个分支中，腓总神经更容易累及，因此患者可能只出现孤立的足下垂。

臀部肿胀和压痛的非特异性症状通常会导致误诊，如骨盆或下肢静脉血栓形成，且开始进行的抗血栓治疗会进一步加重臀肌血肿，导致更高的筋膜室压力；区分臀部骨筋膜室综合征和血栓形成需要进行 CPK 测量、筋膜室内压力测量和影像学检查。诊断臀部骨筋膜室综合征不需要确定异常升高的筋膜室内压阈值，据报道正常值为 13 ～ 14mmHg。紧急筋膜切开减压术是一种可供选择的治疗方法，即使在 56 小时后出现延迟表现，也有良好的治疗效果。因此 Panagiotopoulos 等在筋膜切开减压术后在残留坐骨神经麻痹病例报道中指出，由于高风险和小获益，非手术治疗的选择应慎重。Kocher-Langenbeck 方法通常用于臀肌筋膜切开术，Henson 等于 2009 年发表了第一个也是唯一一个系统性的臀部骨筋膜室综合征的综述。他们回顾了 7 篇回顾性病例报道（28 个病例），并总结了导致 15 例臀部骨筋膜室综合征的异常表现的原因可能是外伤、血管损伤或手术、肌肉内药物滥用、意识水平的改变、酒精或药物摄入过量，长时间固定，关节置换术后硬膜外麻醉和感染。在他们的系统评价中有 50% 的论文将术后肢体长时间的固定作为主要原因。诊断仅基于临床症状的占 53.6%，并且筋膜室内压 > 30mmHg 被认为是手术治疗的指征，手术筋膜室切开减压术是 71.4% 的病例的首选治疗方法，在 25 例中只有 12 例完全恢复。因此笔者强调，臀部骨筋膜室综合征是造成患者残疾的主要原因，无论采用哪种治疗，针对臀部骨筋膜室综合征都没有明确的手术指征和功能评估方法；据报道，臀部骨筋膜室综合征也是抗凝患者骨髓活检后的并发症。非霍奇金淋巴瘤患者进行骨髓活检后发生了同样的并发症，然而在这种情况下血小板数目和凝血时间是正常的。

Peck 在 1981 年指出腰部区骨筋膜室综合征可能是发生严重的下腰痛的原因之一。1985 年 Carr 在一名劳累后严重下腰痛的年轻人中正式描述了腰椎旁骨筋膜室综合征。最近包括"CrossFit"在内的举重运动员病例报道，在这类骨筋膜室综合征中占了很大比例。椎旁肌肉被胸腰椎筋膜封闭，其表现像一个封闭的空间，静止时筋膜室压力在

3 ~ 7.95mmHg，视姿势而定，并在运动过程中升高至 25mmHg。患者通常表现出严重的下背部疼痛，双侧症状，脊柱旁肌肉肿胀，髋部屈曲疼痛，但直腿抬高时没有疼痛，以及肠梗阻引起的肠鸣音消失。MRI 或 CT 等诊断手段虽然在四肢骨筋膜室综合征中不常用，但在诊断腰椎旁骨筋膜室综合征中起重要作用。使用威尔特切口而不是中线切口，因为这样可以延迟软组织闭合或在肌肉床上进行植皮手术。筋膜切开减压术彻底释放竖脊肌、脊柱和其他肌肉的相关筋膜室压力。Alexander 等 2018 年发表了第一篇关于急性椎旁筋膜室综合征的系统综述。他们评估了 21 例回顾性病例报道，发现病因与脊椎肌肉直接受伤无关，但在 52% 的病例中与举重活动有关，其余与其他体育活动（如滑雪或冲浪）及脊柱外科手术有关。

患者俯卧位测量筋膜室内的平均压力，平均为 73.7mmHg，远高于其他身体部位。在 21 例病例报道中，12 例采用筋膜切开减压术，其中 9 例接受了其他治疗，2 例接受了高压氧治疗。手术治疗即使延迟至 7 天多也都取得了良好的效果，而所有非手术治疗和高压氧治疗病例均具有持续的症状或功能缺陷。因此学者们建议，无论诊断时间延迟多久对确诊后的病例手术减压均应作为首选治疗方法。仅报道了 1 例举重后出现的慢性腰椎旁筋膜室综合征，对该患者局部麻醉下在 L_3 水平行双侧微创筋膜切开术进行治疗并取得成功。手术中发现筋膜增厚且病理样本证实了其为增生的肌纤维。4 周后患者恢复了举重训练，没有遗留任何后遗症。其他可能受骨筋膜室综合征影响的异常解剖部位是腓肠肌内侧头（网球腿）和腓骨长肌。

十、研究进展

冠状动脉搭桥术可能并发小腿的骨筋膜室综合征。其确切机制尚不清楚。但是根据先前的研究表明，在他汀类药物作用下延长患者的静脉旁路时间或隐静脉获取是诱发冠状动脉搭桥术失败的原因。

在某些特殊情况下，全膝关节置换术与臀部、大腿或小腿的骨筋膜室综合征有关。至于发生在小腿的骨筋膜室综合征，机制尚不清楚，因为置换手术是在不同的骨筋膜室。然而止血带使用时间、硬膜外麻醉、持续被动运动、血栓预防和积极的物理治疗都被认为是影响因素，但是根据研究表明，除止血带时间外，在全膝关节置换手术中，以上其他因素对小腿的骨筋膜室综合征发生概率并没有明确的相关性。假体周围感染是筋膜切开手术后功能受限的主要原因。

由前臂放置神经监测针引起的骨筋膜室综合征也有报道。接受血管内手术的患者同时接受血小板抗凝治疗，因此出血风险增加，而导致筋膜室内压力升高。所以在做血管内介入手术中，一定要高度警惕，避免把神经生理监测针垂直插入皮肤，同时也要避免损伤浅表静脉血管。

十一、罕见骨折类型

据报道，发生在老年人低能量损伤的桡骨远端骨折也会引起骨筋膜室综合征，这是极为罕见的表现，其无法用骨折的移位、受伤机制、损伤的严重程度或其他因素来解释。在这种情况下，尽管进行了及时的筋膜切开减压术，但仍有一些病例进行了截肢术。Chloros 等在他们的论文中特别指出了旋前方肌筋膜室的重要性及其可能的作用。

关键信息

- 骨筋膜室综合征可以表现为非典型性及多变性。

- 提高对疑似病例的认识可以保全肢体。

- 全身性疾病、毒品、特殊的解剖位置，异常情况的骨折和常见的外科手术都可以并发骨筋膜室综合征。

- 特殊情况的骨筋膜室症状与通常的急性骨筋膜室综合征并无不同。

- 对临床症状明显，高度可疑发生急性骨筋膜室综合征的病例，不能因测量筋膜室内压而延误治疗。

- 不管发生的病因、条件或部位如何，手术筋膜切开减压术仍然是急性骨筋膜室综合征的首选治疗方法。

- 由于其非典型表现，延迟治疗，通常不利于其最终预后。

（程　洪　译　王洪涛　校）

第16章 医护人员常见的认识误区

Joshua A. Parry

一、背景

- 对急性骨筋膜室综合征的病因、临床表现的误解及误诊可能导致延误诊断和治疗，从而对患者的预后产生负面影响。
- 对急性骨筋膜室综合征的误诊、发病率低和众多因素导致医护人员认识水平不足。
- 急性骨筋膜室综合征的最佳诊断方法存在争议。
- 医护人员必须高度警惕以防止延误急性骨筋膜室综合征的诊断。

二、推荐

对急性骨筋膜室综合征的病因、临床表现的误解和误诊可能导致延误诊断和治疗，从而对患者的预后产生负面影响。医护人员应适当接受急性骨筋膜室综合征培训，以消除这些误解，并防止漏诊急性骨筋膜室综合征所造成的严重后果。

误区 1：开放性骨折不会发展为急性骨筋膜室综合征。

高达 70% 的 ACS 发生在骨折中，最常见的是胫骨骨折，其中胫骨干（36%）和桡骨远端骨折（10%）最常见。

我们主观地认为开放性骨折存在筋膜室破裂，因此其出现急性骨筋膜室综合征的风险较低。然而，胫骨干骨折开放性和闭合性骨折的急性骨筋膜室综合征的发生率并无差异，其范围在 5% ～ 9%，下肢的 4 个筋膜室均易发生急性骨筋膜室综合征。在开放性骨折中，临床医生必须密切监测患者是否存在急性骨筋膜室综合征的体征和症状（图 16-1）。

误区 2：无骨折的伤者不会发生急性骨筋膜室综合征。

约 30% 的急性骨筋膜室综合征患者没有肢体骨折。当无肢体骨折时，延误诊断的可能性更大。Hope 等发现对急性骨筋膜室综合征不伴骨折的伤员进行筋膜切开减压

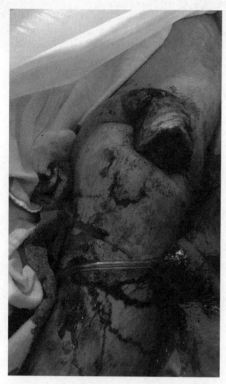

图 16-1   此图片为一例严重开放性股骨骨折，该患者随后出现急性骨筋膜室综合征。因此伤口大的开放性骨折并不能排除急性骨筋膜室综合征的发生

术的耐受时间明显更长 (34 小时 vs. 21 小时)，并且行筋膜切开减压术时发现肌肉坏死的概率更高 (21% vs. 8%)，这表明延迟诊断对患者是有害的。

急性骨筋膜室综合征有许多非骨折因素，分为创伤性和非创伤性。创伤性因素包括压伤、烧伤、穿透伤或挤压伤等。有凝血障碍或使用抗凝药物治疗的患者，即使是轻微的创伤也可能导致急性骨筋膜室综合征。非创伤性因素包括：缺血再灌注损伤、出血、静脉外渗、静脉药物滥用、中毒、肾病综合征和感染等。医护人员都有可能遇到急性骨筋膜室综合征的诸多潜在危险因素，因此所有医护人员必须了解急性骨筋膜室综合征的临床表现和诊断方法，以防止延误诊断和治疗。

误区 3：急性骨筋膜室综合征的"5P"症状：疼痛、苍白、无脉搏、感觉异常和麻痹。

在任何发生肌肉疼痛和紧张的情况下都需考虑急性骨筋膜室综合征的可能。传统观点认为急性骨筋膜室综合征的临床表现为"5p"（疼痛、苍白、无脉搏、感觉异常和麻痹）。然而这通常出现在急性骨筋膜室综合征晚期，表示动脉供血不足。相反，有学者建议将急性骨筋膜室综合征的"5P"改为 pain，pain，pain，pain，and more pain；分别为与创伤严重程度不成比例的疼痛、肌肉被动牵拉痛，以及对足量镇痛药无效的疼痛。尽管如此，使用疼痛来诊断的敏感性仍然较低。涉及下肢的 4 项前瞻性试验的分析表明，被动牵拉痛、疼痛和感觉异常的敏感度为 13% ~ 19%，特异度为 97% ~ 98%，这表明当以上症状不存在时，更有利于排除诊断而不是明确诊断。临床症状表现越多，表明发生急性骨筋膜室综合征的可能性越大，当存在一个、两个或三个临床症状表现的时候，急性骨筋膜室综合征发生的可能性分别为 25%、68%、98%。此外，临床医生通过主观触摸肌肉张力来评估是否达到急性骨筋膜室综合征临界值是困难的，不应被依赖。

误区 4：单次的筋膜室内压升高可诊断急性骨筋膜室综合征。

目前没有明确的标准来判断急性骨筋膜室综合征何时出现。诊断急性骨筋膜室综合征的合适方法仍有争议。一般情况下，急性骨筋膜室综合征的诊断是通过对清醒的患者的临床检查所得的，而 ICP 监测只适用于临床检查不能配合的患者。最近一项创伤骨科学家的调查表明，临床上对急性骨筋膜室综合征的诊断应基于筋膜室张力、被动牵拉痛和与创伤严重程度不成比例的疼痛。此外，当患者不能配合临床检查时应该使用 ICP 监测，如儿童、多发伤或昏迷的患者。相比之下，只有 18% 的临床医生支持在清醒的患者中常规使用 ICP 监测。

虽然许多学者认为临床检查可能是急性骨筋膜室综合征的诊断标准，但这种检查的敏感度较差，因此一些学者建议对高危患者进行常规 ICP 监测。Mcqueen 等的一个前瞻性研究，使用舒张压和 ICP 之间的灌注差 < 30mmHg 作为阈值（△P），能够正确地识别所有急性骨筋膜室综合征病例。虽然这种方法高度敏感，急性骨筋膜室综合征漏诊病例极少，但其他学者认为，ICP 监测对医护人员来说不仅昂贵和繁重，而且是非特异性的，这可能导致过度治疗。仅使用单次 ICP 测量来进行诊断似乎更合理。Whitney 等对没有急性骨筋膜室综合征的胫骨干骨折患者进行了单次 ICP 测量，发现 35% 的患者灌注差值 △P < 30mmHg，这表明在该人群中使用这一阈值会导致不必要的筋膜切开术。与单次 ICP 测量相比，Mcqueen 等研究了 850 例接受常规持续 ICP 监测的胫骨干骨折患者，发现连续 2 小时平均灌注差值 △P < 30mmHg 对诊断急性骨筋膜室综合征的敏感度和特异度分别为 94% 和 98%。这为在高危患者中使用常规持续的 ICP 监测提供了有力的依据。

三、局限性和缺陷

对急性骨筋膜室综合征的认识误区会导致延误诊断或漏诊，这将对患者造成严重的后果。由于造成急性骨筋膜室综合征的危险因素众多，临床检查结果的不一致性，以及无法与患者进行有效的沟通，因此及时准确地诊断急性骨筋膜室综合征具有挑战性。医护人员必须接受适当的教育来避免上述误区，以便对急性骨筋膜室综合征有充分的认识和了解，并及时发现和诊疗急性骨筋膜室综合征。无论是单独使用临床检查结果或动态 ICP 监测，还是两者兼用来明确诊断急性骨筋膜室综合征，最重要的是要了解急性骨筋膜室综合征是一种随着时间变化而动态发展的疾病，因此必须进行连续检查或持续的 ICP 监测。

四、展望

对于医护人员的继续教育是避免对急性骨筋膜室综合征误区的有效手段。Schaffzin 等作出了一系列的措施来提高医护人员对急性骨筋膜室综合征的早期诊断水平，目的是增加高危者接受适当的神经血管检查、记录。规范使用医疗文书等检查表也有助于明确急性骨筋膜室综合征高危患者的诊断和监测。

实施继续教育和医疗文书等检查表，能够更好地诊断和监测具有急性骨筋膜室综合征高风险因素的患者；然而还需要更多的研究来明确诊断急性骨筋膜室综合征的标准。已经出现很多用于诊断急性骨筋膜室综合征检查技术的研究，包括对肌肉损伤和缺血的生物标记、磁共振成像、超声波、闪烁摄影、激光多普勒血流测量、近红外光谱和直接的硬度测量，但这些检查技术代替不了临床检查和 ICP 监测。Schimdt 等进行了一项多中心前瞻性试验，该临床试验结合连续 ICP 监测、近红外光谱检测、临床症状结果和 6 个月随访评分，以及开发急性骨筋膜室综合征的临床预测模型。将该预测模型应用到未来前瞻性研究中，有可能为急性骨筋膜室综合征制定更可靠的诊断标准。

关键信息

- 高危患者出现肢体剧痛应考虑急性骨筋膜室综合征。
- 开放性骨折仍有发展为急性骨筋膜室综合征的风险。
- 未合并骨折的伤员更有可能延误诊断急性骨筋膜室综合征。
- 疼痛可能是唯一可靠的早期临床表现，随后出现苍白、无脉搏、感觉异常和麻痹。
- 依赖单次筋膜腔内压力监测将导致不必要的筋膜切开减压术。
- 连续的筋膜室内压力监测是急性骨筋膜室综合征最敏感和特异性的检查方法。
- 医护人员的继续教育、医疗文书等检查表的应用和改进，可避免对急性骨筋膜室综合征的误诊和漏诊。

（许运德　廖　亮　译　苏　伟　校）

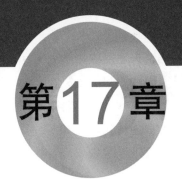

第17章 诊断和预防骨筋膜室综合征的新方法

Andrew H. Schmidt

一、背景

肢体创伤后并发急性骨筋膜室综合征的诊断和治疗仍然存在困难。这是因为急性骨筋膜室综合征的临床症状和体征具有多样性和非特异性。表 17-1 列举了创伤后发生急性骨筋膜室综合征的多种因素。此外，笔者对急性骨筋膜室综合征的病理生理学知之甚少，导致难以做出最优诊断策略。几十年来，急性骨筋膜室综合征一直被认为是一种与压力相关的病理生理学过程，其推荐的诊断标准主要基于压力阈值——骨筋膜室绝对室内压（ICP）或灌注压的测量（即 ICP 与患者血压的差值）。然而，仅凭某个单一的压力阈值就想准确地确定筋膜切开时机被证明是不可行的。并且多项研究表明，在临床中使用这种阈值来确定手术时机，会造成不必要的切开。

表 17-1 急性骨筋膜室综合征发生的原因

创伤后急性骨筋膜室综合征发生的因素
1. 骨筋膜室内容物的增加
出血
水肿
直接创伤引起的组织损伤
炎症和（或）毒素
缺血后再灌注
内固定物的植入
2. 骨筋膜室容积缩小
绷带、夹板、石膏的外部压迫
骨折治疗导致肢体长度的改变
外固定
牵引
内固定

目前，治疗急性骨筋膜室综合征的方法是行骨筋膜切开术。如果在细胞坏死之前不进行骨筋膜切开术，会导致顽固性疼痛、肌肉纤维化、挛缩及感觉丧失。筋膜切开后通过释放筋膜室容积，降低 ICP，从而在有活性的血管床上恢复组织灌注。它的优势在于其与 ACS 作为"压力问题"的传统观点是一致的。然而，我们更应该将急性骨筋膜室综合征视为一个代谢问题，我们的诊断和治疗目的是评估细胞活力和逆转代谢异常，这不仅可以使医生使更准确地诊断急性骨筋膜室综合征，也为医生提供了以更少的侵入性方法来预防急性骨筋膜室综合征的机会，也能减轻急性骨筋膜室综合征发生后所遗留的后遗症。

二、急性骨筋膜室综合征病理生理学的新观念

骨筋膜室综合征被认为是筋膜室压力升高引起肢体灌注减少而导致组织缺血的结果，它可能由以下几种机制中的任何一种引发动脉痉挛、小动脉塌陷或静脉系统塌陷。然而，在加拿大安大略省及英国伦敦的研究人员最近发表的一系列文章表明，急性骨筋膜室综合征发生伴随着局部和全身的炎症反应，这些炎症反应可能在急性骨筋膜室综合征的发病机制和组织损伤中发挥重要作用。这一认知开创了新的观念：将炎症介质作为潜在的生物标志物来解释急性骨筋膜室综合征的发展或消退，并将药物抗炎治疗作为急性骨筋膜室综合征的主要或辅助治疗。

在一系列的动物实验中，利用活体视频显微镜在大鼠体内测定了 ICP 升高与骨骼肌微循环、炎症反应和细胞活力之间的关系。这项研究结果表明，在实验性骨筋膜室综合征中，将正常大鼠和注射大剂量环磷酰胺引起中性粒细胞减少的大鼠的组织损伤水平进行比较。与正常大鼠相比，中性粒细胞减少组的肌肉细胞损伤减少了 50% 以上。在 ICP 升高 90 分钟后，与中性粒细胞减少组（$7.0\% \pm 1.0\%$）对比，未注射环磷酰胺组大鼠的细胞组织损伤程度更高（$23.0\% \pm 4.0\%$）（$P=0.00005$）。

在另一项使用类似实验模型的研究中，检测局部和全身细胞因子的激活情况，结果表明动物急性骨筋膜室综合征模型中除局部损伤外，还有全身炎症反应。使用活体视频测量远外器官组织损伤的程度，在急性骨筋膜室综合征发生 2 小时后，可以观察到白细胞活化，血清 TNF-α 水平升高，肝细胞坏死，这些均表明单肢急性骨筋膜室综合征会引发全身反应。Manjoo 等通过研究 ICP 升高 45 分钟、90 分钟后吲哚美辛对大鼠组织损伤水平的干预，证明了炎症反应的消退可能对 ACS 模型有益，用吲哚美辛预处理的大鼠，组织损伤几乎降低到基线水平；即使吲哚美辛延迟给药，也能在一定程度上轻微降低组织损伤水平。在另一项使用相同模型的研究中，使用不同的抗炎分子（如 CO 释放分子 3）干预可明显改善持续灌注的毛细血管数量，减少组织损伤，逆转与急性骨筋膜室综合征相关的 TNF-α 升高，减少白细胞黏附。这一系列的研究表明，急性骨筋膜

室综合征导致受累肢体的重度炎症反应，并影响其他器官、系统。这些研究表明，机体可能是通过减少炎症反应，缓解 ACS 引起的组织损伤。确定炎症调控作用的益处，还有待在大型动物模型中进一步研究，随后才能进行人体临床研究。目前理想的治疗药物、给药方式和时间频次都仍尚未明确。

三、新诊断模式

传统的急性骨筋膜室综合征诊断以临床检查为基础，必要时辅以筋膜室内压力测量。急性骨筋膜室综合征较新的诊断方法包括近红外光谱（near-infrared spectroscopy，NIRS）、生化标记物分析和射频识别（RFID）植入。下文将讨论这些新方法。

（一）近红外光谱

在可疑的急性骨筋膜室综合征病例中测量组织灌注时，近红外光谱利用差分光反射和吸收的方法来测量皮肤表面以下 2 ~ 3cm 处氧饱和血红蛋白的比例。组织检测的深度是由光源与接收器之间的距离决定的。NIRS 诊断急性骨筋膜室综合征的潜在用途得到了基础研究的支持。在 1999 年，Garr 等在麻醉的猪中诱发骨筋膜室综合征，结果表明 NIRS 比筋膜室灌注压更能预测神经肌肉功能障碍。但是，其临床使用显示喜忧参半。2011 年发表的一份文献，报道了 3 例下肢急性骨筋膜室综合征患者使用 NIRS 诊断的益处。在一例急性骨筋膜室综合征患者中，NIRS 区分了灌注充足的外侧间室和灌注不足的后深间室。第 2 例临床诊断为急性骨筋膜室综合征的昏迷患者中，NIRS 能够检测到灌注不足。在第 3 例患者中，NIRS 在数秒内显示了由于麻醉诱导而引起的肌肉灌注变化。然而，也是在 2011 年，Bariteau 等描述了 7 例临床诊断为急性骨筋膜室综合征的患者，他们在接受筋膜切开术前，在受累的下肢每个骨筋膜室测量了氧合血红蛋白饱和度（rSO_2）和 ICP。rSO_2 与 ICP 或灌注压之间统计学无显著相关。近红外成像在创伤肢体骨筋膜室中，诊断急性骨筋膜室综合征的临床应用仍存在许多问题，如理想的穿透深度、皮肤色素和皮下脂肪的影响、皮肤擦伤或脱套的影响、皮下或肌肉内出血等。已有研究表明，受伤肢体对损伤有充血反应，导致 rSO_2 升高。

NIRS 的一个很大的理论优势是它可以显示急性骨筋膜室综合征发生时，组织灌注的变化。然而，连续 NIRS 测量还没有得到很好的研究。最近的 2 篇文献报道了临床环境下的连续 NIRS。Shuler 等报道了 NIRS 记录了 109 例患者两小腿各 4 个间室的组织灌注（前、外侧、后浅和后深），其中 86 例单侧腿部受伤，23 例没有受伤。受伤腿的 NIRS 均值在 72% ~ 78%，未受伤腿的 NIRS 均值在 69% ~ 72%，双侧未受伤腿的 NIRS 均值在 71% ~ 73%。无急性骨筋膜室综合征的受伤肢体的 NIRS 值通常比未受伤的肢体高 3%。相比之下，所有 7 个被临床诊断为急性骨筋膜室综合征的肢体至少有一个间室 NIRS 值低于未受伤的对照间室 3% 或以上。在连续使用 NIRS 时，数据捕获得可靠性可能是一个更大的问题。Shuler 等指出，"在很多情况下都遇到了数据的丢失"。Schmidt 等使用连续盲法 NIRS 测量和连续盲法 ICP 测量监测 191 例腿部损伤患者。NIRS 的数据采集是不可靠的，同时从受伤和对照肢体获得的数据仅为预期时间的 9%，而连续 ICP 的数据采集中，同时从受伤和对照肢体获得数据的时间为预期时间的 88%。目前，我们还需要进一步确定 NIRS 数据采集问题是临床上的不成熟、需要进一步发展的技术，还是的确能够反映同一组织遭受外伤时使用 NIRS 测量软组织氧合的根本问题。

（二）生化标记物

可以对肌肉损伤或代谢紊乱（如酸中毒）的标志物进行全身性或局部范围的检测。

Odland 等将组织超滤（TUF）导管应用于急性筋膜室综合征的诊断和治疗。TUF 使用小直径、灵活的中空纤维导管连接到吸引器以去除组织液，这些组织液可能含有损伤的生化标记物，并增加了骨筋膜室的内容物。本章稍后将讨论 TUF 可能存在的治疗益处。在他们的研究中，每小时测量血清和超滤液中肌酸激酶和乳酸脱氢酶的水平。研究结果表明，超滤液中的生物标志物浓度比血清中的高出 80 倍。一个很明确的急性骨筋膜室综合征代谢标记物是组织 pH，该值通过筋膜室内探针测量。苏格兰阿伯丁大学的基础科学研究揭示了局部 pH 和高能磷酸盐存储消耗之间的相关性。这些研究人员已经证实，在一项小型研究中，连续测量 pH 可能比连续测量压力更有助于诊断。目前正在进行进一步的研究，以便更好地明确 pH 监测在这种环境下的作用。

（三）射频识别芯片诊断骨筋膜室综合征

目前诊断急性骨筋膜室综合征的方法依赖于导管或传感器，这些导管或传感器必须一直安装在患者身上，因此可能会在无意中脱落，或可能会影响患者治疗的各个方面，如搬运、拍片、夹板或手术操作。以最低程度或无创的方式使用且不会干扰患者搬运或其他治疗的"始终在线"的设备将是一项重大进步。利用射频电磁场（射频 ID 标签或 RFID）传输数据的新传感器技术已经存在，并开始用于监测生理系统。这样的设备需要一个电池，而且在通过电磁场读取数据时需要从外部供电。RFID 压力传感器已经被开发出来，并用于筋膜室监测。

四、ACS 治疗的远景展望

在骨筋膜室综合征的危险期或早期，在组织坏死发生之前，可能存在改善组织灌注和氧合的其他方法。一种方法是增加肌肉对缺血的耐受性。其他受关注的理论领域包括降低筋膜室内压力的方法（组织超滤、足泵、甘露醇和利尿药），改善组织氧合，减轻缺血的影响（自由基清除剂和其他药物措施），以及用高渗盐水进行小容量复苏。

（一）组织超滤

骨筋膜室综合征与容积相对固定的筋膜室内物质不断积累有关，这导致骨筋膜室内压力逐渐增加，血管受压和相关的代谢变化，进而导致组织死亡。通过释放少量室内液体，可使间室内相关流体质量减少，从而降低筋膜室内压力。动物研究证明了 TUF 有潜在的好处。采用双侧灌注猪后肢，构造骨筋膜室综合征模型；每只猪的 2 个后肢分别作为对照肢和治疗肢。用留置导管测量筋膜室压力。将 3 根 TUF 导管插入每只肢体前侧筋膜室。治疗肢体内的导管连接负压吸引。与对照肢相比，治疗肢的 ICP 更低，肢体的组织学变化接近正常。该研究随后在一个小范围人体试验中对 TUF 进行了临床研究。这项初步研究证实了 TUF 在 10 例胫骨干骨折患者髓内钉治疗中的可行性。一个小型临床随机对照试验还将 TUF 与单独压力监测时筋膜室内压力进行比较。14 例患者被随机分为两组：一组使用 TUF 联合监测压力，另一组单独监测压力。在 24 小时内测量所有患者的前侧间室和后深间室压力。使用 t 检验对两种导管之间的结果进行比较，结果发现实验组的前侧间室和后深间室压力均小于对照组。由于样本量不足，这些差异没有统计学意义。但有意思的是，对照组有 2 例患者在初次手术，以及置管后 8 小时和 16 小时出现了骨筋膜室综合征。治疗组未发现骨筋膜间室综合征。

（二）降低体温

组织冷却（tissue cooling）已用于提高移植和再植手术中的组织活力，并在治疗软组织损伤方面具有应用价值。Sanders 和他的同事使用的一个成熟的大鼠模型，体温低至 25℃ 可使组织损伤评分降低 50%，似乎也可减弱炎性反应。虽然这一信息引人关注，但目前还不确定诱导低温在治疗人体急性骨筋膜室综合征中的作用。

五、结论

关于急性骨筋膜室综合征病理生理学的新观念和新想法有望开发出更多生理学和靶向治疗方法。这些研究内容包括炎症反应的调节和新的诊断方法。而且，这些进步可以解决目前创伤外科医生所使用的诊断设备的不足，这将带来更精确的方法用于诊断急性骨筋膜室综合征，以更少侵入性的方法来预防和治疗急性骨筋膜室综合征。本章讨论的许多方法都可以同时使用，即多模式的诊断和治疗方法，如使用组织超滤、间歇性足底压迫、小容量复苏和药物治疗，也许有一天可以取代部分患者的筋膜切开术。

（莫李川 黄 钊 译 赵劲民 校）

英文缩写中英文对照表

英文缩写	英文名称	中文名称
ACS	acute compartment syndrome	急性骨筋膜室综合征
AML	Acute myeloid leukemia	急性髓性白血病
ATLS	Advanced trauma life support	创伤高级生命支持
CECS	chronic exertional compartment syndrome	慢性疲劳性骨筋膜室综合征
CML	chronic myelocytic leukemia	慢性粒细胞白血病
FCS	Foot compartment syndrome	足筋膜室综合征
FDP	Flexor Digitorum Profundus	指深屈肌
FPL	flexor pollicis longus	拇长屈肌
ICP	Intracompartmental pressure	筋膜室内压力
NIRS	Near-infrared spectroscopy	近红外光谱
NPWT	Negative pressure wound therapy	负压治疗技术
PIP	Proximal Interphalangeal	近端指间关节
PQ	pronator quadratus	旋前方肌
PSIS	posterior superior iliac spine	髂后上棘
SCLS	systematic Capillary Leak Syndrome	系统性毛细血管渗漏综合征
STIC	Solid state transducer intracompartmental catheter	固态传感器筋膜室内导管
TFL	Tensor Fasciae Latae	阔筋膜张肌
TUF	Tissue ultrafiltration	组织超滤
UECS	Upper extremity compartment syndrome	上肢筋膜室综合征